现代名中医风湿类风湿治疗绝技（第二版）

主　编　吴大真　王凤岐　王　雷　李剑颖
　　　　杨建宇　徐亚辉　吉　军
副主编　赵建宏　史　学　周　俭
编　写　李　顺　马石征　丁志远　李　宁
　　　　王博岩　张　霆　李　吉　徐梦晗

科学技术文献出版社
SCIENTIFIC AND TECHNICAL DOCUMENTATION PRESS

图书在版编目（CIP）数据

现代名中医风湿类风湿治疗绝技 / 吴大真等主编. —2版. —北京：科学技术文献出版社，2011.6（2023.5重印）

ISBN 978-7-5023-6927-9

Ⅰ.①现… Ⅱ.①吴… Ⅲ.①风湿性关节炎—中医治疗法 ②类风湿性关节炎—中医治疗法 Ⅳ.① R259.932.1

中国版本图书馆 CIP 数据核字（2011）第 081233 号

现代名中医风湿类风湿治疗绝技（第二版）

策划编辑：袁其兴 樊雅莉 责任编辑：樊雅莉 责任校对：唐 炜 责任出版：张志平

出 版 者	科学技术文献出版社	
地 址	北京市复兴路15号 邮编 100038	
编 务 部	(010) 58882938，58882087（传真）	
发 行 部	(010) 58882868，58882870（传真）	
邮 购 部	(010) 58882873	
官方网址	www.stdp.com.cn	
发 行 者	科学技术文献出版社发行 全国各地新华书店经销	
印 刷 者	北京虎彩文化传播有限公司	
版 次	2011 年 6 月第 2 版 2023年5月第 3 次印刷	
开 本	710×1000 1/16	
字 数	229千	
印 张	14.25	
书 号	ISBN 978-7-5023-6927-9	
定 价	48.00元	

三分治，七分养

（代序）

"三分治，七分养"是大家耳熟能详的一句话，但真正到了现实生活中，往往成了劝慰别人的一句口头禅。我在几十年的临床实践中接触到的患者，一旦自身患病，就把"三分治，七分养"扔到脑后去了，他们最爱问的一句话就是："大夫，我这病什么时候好啊？""这个礼拜能治好吗？"作为医务工作者，我也只能面带微笑地宽慰患者："别着急，别担心，安心治疗吧！"其实，真正的疾病，尤其是那些慢性疾病、疑难杂病，医生只能起到一部分作用，如果没有患者自己的配合，很难治疗那些目前我们的医学科学还没有攻破的病症。

"三分治，七分养"这句话已经尽人皆知了，但真正理解它的人还真不多。我是这么理解这句话的：目前我们人类基本攻克了那些造成大面积伤害的传染病，但自古以来困扰着我们的慢性病，比如高血压、心脑血管疾病、糖尿病、肿瘤等，其治疗依然没有实质性的突破。而这些病其实是"生活习惯病"，是我们不良的生活习惯一点一滴累积下来造成的，所以要想不得这些病就要从"七分养"入手，日常的养生是远离慢性病的唯一可行办法。日常生活中的养生，不是一种可有可无的点缀，而是可以让我们少生病、不生病、不生大病的一种必须的生活态度。而一旦患了那些慢性病、疑难病，不要把您的身家性命完全扔给医生，不要急着问大夫："我这病什么时候能好啊？"还是静下心来问问自己："我这个病是怎么造成的？""我自己有没有办法配合治疗，改掉生活中的不良习惯？""我能否在生活里用上七分的关注，把自己的身体养好？"

《现代名中医治疗绝技》（第二版）这套丛书，涵盖了目前困扰我们身体的一些常见疑难杂症。除了中医药治疗办法外，我特别加入一些食疗、药膳、传统养生术等非药物疗法的内容。我只是想告诉读者，医药不是万能的，对付疾病不是只靠医生就可以了，还有很多其他方法；并且，也必须要您的参与才能赶走疾病获得健康，因为身体与生命都是您自己的。

写作这套丛书的时候，恰巧社会上正在探讨过度治疗的话题，媒体曝光了一些医德无良的医院和医生，动不动就为患者做没必要的手术、开具大处方的事件。我们一方面抨击那些无良心的行为，另一方面是不是也应该反观一下自己呢？没有节制的生活、不良的习惯一旦损害了我们的心脏，我们是不是马上就想到去做"支架"，把生命完全寄托在那几个冰冷的小玩意儿上了？

我真诚地希望，我们这些养生智慧起源国度的子民们，能把这养生智慧继承下去，发扬光大下去。

吴大真

目 录

目录

目录

第三部分　名中医外治疗法用于风湿类风湿

目 录

第一部分　名中医对于
风湿类风湿的辨治经验

施今墨

名医施今墨辨四型、治八法论风湿病

北京已故"四大名医"之一施今墨先生,具有60余年临床经验,治疗风湿病有独到之处。

施老辨证主要分为四型:风湿热证候(痛痹、着痹均有);风湿寒证候(痛痹、着痹均有);气血实证候(痛痹多,着痹少,邪气实);气血虚证候(着痹多,痛痹少,正气虚)。

行痹　施老推崇张石顽"行痹者行而不定,走注历节疼痛之类,当散风为主,御寒利气仍不可废,更须参以补血之品,盖治风先治血,血行风自灭也"。常用四物汤(当归、白芍、地黄、川芎)为主,加祛风之药而治。

痛痹　张石顽云:"痛痹者,寒气凝结,阳气不行,故痛有定处,痛风是也,当散寒为主,疏风燥湿仍不可缺,更须参以补火之剂,非大辛大热不能释其凝寒之害也。"寒重于风湿,当温肾散寒为主,常仿安肾丸(肉桂、川乌、桃仁、白蒺藜、巴戟天、山药、茯苓、苁蓉、石斛、萆薢、白术、补骨脂)之意,以桂枝附子汤(桂枝、附子、芍药、甘草、生姜、大枣)加巴戟天、破故纸之类。

着痹　张石顽云:"着痹者,肢体重着不移,疼痛麻木是也。盖气虚则麻,血虚则木,治当利湿为主,祛风散寒亦不可缺,更须参以理脾补气之剂。"症状多见肢体沉重,治以《金匮要略》防己黄芪汤(防己、黄芪、白术、甘草)为主方加味,并常用黑豆皮养血疏风,滋养强壮,用热黄酒淋3次,可加强活血疏风之力,治足软无力亦甚效。

热痹　施老宗《医学统旨》"热痹者,脏腑移热复遇外邪,客搏经络,留而不行,阳遭其阴,故……肌肉热极,体上如鼠走上状,唇口反裂,皮肤色变,宜升麻汤(升麻、茯神、人参、防风、水牛角、羚羊角、羌活、官桂),以清血热,祛风湿为治法。"常用黑芥穗和紫草这一药对,紫草凉血,黑芥穗引血中之热由表而去,并通利血脉,止筋骨疼痛,病情严重者加用紫雪丹疗效更速。因紫雪丹中有麝香,无处不到,止痛颇效,现代医学诊断之结节性红斑及急性风湿热可参考使用。现代医学认为,急性风湿热是一种与咽喉部 A 族乙型溶血性链球菌感染有关的变态反应性炎性疾病。药理学研究认为,芥穗煎剂有解热、镇痛、镇静、抗炎、抑制变态反应慢反应物质的释放等功能。紫草素及乙酰紫草素有解热、抗炎、抑制迟发性过敏反应的作用。麝香对关节肿胀有非常显著的抑制作用,还有镇痛、抗组胺作用。

施老施治上常用八法,即:逐寒、祛风、祛湿、清热、通络、活血、行气、补虚。

逐寒常用:肉桂、附片、干姜、蜀椒、补骨脂、片姜黄、巴戟天、续断等。

祛风常用:羌活、独活、防风、秦艽、芥穗、豨莶草、白花蛇等。

祛湿常用:苍术、白术、云茯苓、苡仁、木瓜、牛膝、防己、桑寄生、五加皮等。

清热常用:黄连、黄芩、黄柏、龙胆草、栀子、石膏、知母、葛根、忍冬藤、丹皮、丹参、地骨皮、功劳叶等。

通络常用:蜈蚣、地龙、细辛、川芎、橘络、丝瓜络、桑枝、桂枝、威灵仙、伸筋草、新绛等。

活血常用:桃仁、红花、归尾、玄胡、乳香、没药、䗪虫、血竭等。

行气常用:陈皮、木香、香附、厚朴、枳壳等。

补虚常用:人参、黄芪、鹿茸、地黄、当归、肉苁蓉、狗脊、杜仲、菟丝子、何首乌、枸杞、山萸肉等。

施老用药,一般药味较多,但多而不乱,配伍恰当,剂量一般也轻。一方面,药味多可以弥补剂量轻之不足,另一方面,又有利于减轻药物中某些成分对人体的毒害作用。

【病案举例1】

艾某,男,28岁。近1年多来遍身酸楚,遇天气变化则症状加重,经常有疲劳感,体力日渐不支,饮食二便正常,舌苔薄白,六脉沉软无力。历经大连、沈阳等地多家医院诊疗,诊为风湿性关节炎。患者工作生活地处阴寒,汗出当风,病邪乘虚而入,积蓄日久,治未及时,风寒之邪由表及里,邪入日深,耗伤气血,六脉沉软无力,为正气不足之证,正虚邪实。当以搜风逐寒、益气活血治之。

处方:川附片 15 g,乌梢蛇 30 g,杭白芍 10 g,制全蝎 4.5 g,川桂枝 10 g,酒地龙10 g,酒川芎4.5 g,西红花3 g,酒当归12 g,酒玄胡6 g,生地黄6 g,熟地黄6 g,石楠藤12 g,北细辛3 g,炙草节10 g。4剂,水煎服。

二诊:药后周身如虫蚁蠕动,疼痛有所减轻。再服4剂,水煎服。

三诊:自觉全身较前清爽舒畅,但仍易感疲劳。患者疼痛减轻,周身清爽,是风寒之邪已被驱动;仍感疲劳,乃正气不足。拟加用益气之药,扶正驱邪,处方:前方去红花、玄胡,加党参15 g,黄芪30 g,姜黄10 g,附片加至30 g。6剂,水煎服。

四诊:疼痛减轻甚多,精神转旺,嘱再服10剂,水煎服。

五诊:原方加2倍改为丸药再服。

【按语】

本案患者只有28岁,但病程年余,数地就诊无效,可见颇为复杂,但施老仅诊五次,用药20剂,就收良效,实由于辨证准确,用药精当。但确系气血俱虚,阳气衰微,极宜重剂,以起沉疴,故用药甚重,黄芪、附片、乌蛇各30 g,党参15 g,桂枝10 g,均已超过施老常用剂量,充分体现了"有是证,用是药"的辨证论治思想。方药虽多,但多而不乱,配伍巧妙,桂枝、白芍、生熟地、细辛协调气血,通达营卫,动而不凝;附片、黄芪起阳助气,上下兼顾;乌梢蛇、全蝎、地龙、石楠藤搜风通络;当归、川芎、红花、元胡活血止痛,充分体现了扶正与祛邪的关系,体现了益气通卫、养血活血的动静结合,疏风而不燥血,散温而不助火,化湿而不劫阴。

【病案举例2】

李某,女,19岁,发热、身痛2周,形似感冒,服成药无效,旋即肘、膝、踝各关节灼痛日甚,四肢并见散在性硬结之红斑。经某医院诊为风湿性关节炎。体温升至38 ℃不退,行动不便,大便燥,小便黄,唇干口燥,舌质红绛,无苔,脉沉滑而数。证属内热郁久,感受风寒,邪停经络。阴气少,阳独盛,气血沸腾,溢为红斑,是属热痹,当清热、活血、祛风湿治之。

处方:鲜生地12 g,鲜茅根12 g,嫩桑枝12 g,桑寄生12 g,忍冬花10 g,忍冬藤10 g,汉防己10 g,丹皮10 g,丹参10 g,左秦艽6 g,紫草根6 g,黑芥穗6 g,紫花地丁15 g,甘草节4.5 g,紫雪丹10 g(分两次随药送服),2剂,水煎服。

二诊:热稍退,病稍减,前方加山栀6 g,赤芍10 g,赤茯苓10 g。2剂,水煎服。

三诊:大便通,体温降至37.2 ℃,痛大减,红斑颜色渐退。原方去紫雪丹、忍冬藤、紫花地丁,加当归10 g,松节10 g,苡仁12 g。水煎服。

宋耀鸿

宋氏养阴清热、宣痹
通络法治类风湿

宋耀鸿医师（南京中医药大学，邮编：210029）通过对类风湿性关节炎阴虚证型病因病机的分析，确立养阴清热、宣痹通络为大法，对类风湿性关节炎临床常见的阴虚证候进行了深入探讨，有效指导了临床实践。

1. 病因病机分析

类风湿性关节炎作为一种特殊的痹证，其病因远较一般痹证复杂。阴虚络热证的病因病机主要有以下几点：

(1)禀赋不足：主要是指肾精不足。类风湿性关节炎无论寒证、热证、虚证、实证，肾精不足是其共同的病变基础，尽管初起多以邪实为主，然此种邪实必兼有本虚的一面。风湿病学研究表明遗传因素在类风湿性关节炎发病中起了重要作用。

(2)性别因素：类风湿性关节炎女性的发病率明显高于男性，这与女性的经、孕、胎、产等激素水平变化有关。研究表明类风湿性关节炎发病率男女之比为1：(2～4)。妊娠期间病情减轻，口服避孕药的女性发病减少，而产后病情通常恶化。女体属阴，以血为主，以血为用，肾精不充，则肝血不足，加之经、孕、胎、产皆使营血更亏，冲任督带空虚，外邪侵袭而发为历节。

(3)素体阴亏：《素问·阴阳应象大论》曰："年四十，阴气自半也……"中医素有"瘦人多火"之说，肝肾阴液亏虚多见于年老体瘦之人；此外烦劳过度而暗耗阴血或房事不节而耗损精血，均可致阴亏液乏。阴血不足，一则易致经络不利，生痰生瘀；二则由于络脉不充，易感风、寒、湿三气，使血脉瘀滞。故常见关节肿痛有热感，夜晚加重，烦热盗汗,形成阴虚络热的病理机制,久则导致骨关节损害,筋肉萎缩。

(4)痹久化热伤阴:除直接感受火热之邪可损伤阴液外,风寒湿邪痹阻经络,郁久亦可化热伤阴,素体阳盛或阴虚血弱之体以及嗜酒辛辣,内有蕴热等均是促使这一转化的重要因素。

(5)用药不当:长期服用辛香走窜之品及虫类搜风药,一则直接耗气伤阴;二则可使邪从热化,久则肝肾阴伤。偏于阴虚的体质不宜久用温燥药物,以免重伤阴液。另外肾上腺皮质激素为纯阳之品,久用、过用肾上腺皮质激素也是痹久阴伤、经络蓄热的重要原因。

2. 治疗

类风湿性关节炎属阴虚型的患者临床常表现为关节疼痛、局部肿胀,或关节变形强直,皮色变红,触之觉热,潮热口干,腰膝酸软,小溲色黄,舌质红,舌苔薄或少苔、光剥,脉象细数。此证型常是阴虚为主兼见经络蓄热征象,根据古代医家的论述和临床实践称之为"阴虚络热证"。

治疗:养阴滋肾,清热宣痹,消痰化瘀通络。

方药:舒关清络冲剂。

组成:生地、制首乌、秦艽、石楠藤、鬼箭羽、胆南星、地龙等。

养阴重在肝肾二脏,尤其应重补肾。张景岳认为"诸痹者皆在阴分,亦总由真阴衰弱,精血亏损,故三气得以乘之而为此诸证",所以"治痹之法,最宜峻补真阴,使血气流利,则寒邪随去;若过用风湿痰滞等药而再伤阴气,必反增其病矣"。肾藏精主骨,肝藏血主筋,肾为先天之本,女子以肝为先天,而类风湿性关节炎的发病与先天禀赋不足有关。因此肝肾之阴得养,筋骨得濡,根本得固,邪不易侵,有利于病情恢复。此外由于乙癸同源,补肾即补肝,临床以补肾阴为主即可,无须再用大量补肝之品。

清热包括清虚热、清痰热、清瘀热、清湿热。经络蓄热是类风湿性关节炎阴虚络热证缠绵难愈的重要原因,热可耗伤阴精,热能灼津成痰,血热互结可以成瘀,《金匮要略》曰:"热之所过,血为之凝滞。"另外热与湿合,热蒸湿动,湿遏热伏,壅阻气血,终致湿热痰瘀胶结于关节筋肉乃至脏腑而成为顽症。因此必须本着有热必清的原则,辨清热邪的性质分别予以滋阴清热、化痰清热、凉血散瘀、清热利湿等法。

宣痹通络是类风湿性关节炎阴虚络热证的治疗中心,因本病较顽固,治疗时可选用一些藤类、枝类、节类的药物,并可用虫类搜风通络药,前人谓"风邪深入骨骱,如油入面,非虫蚁搜剔不克为功"。故虫类药有"剔络"、"松动病根"的作用,为"截风要药"。此外要注意痰瘀的病理因素,痰瘀互结可使关节肿大、强直、变形,直至丧失功能。痰来自津,瘀本乎血,津血同源,痰瘀亦同源。瘀血内阻久必生痰,痰浊停滞更致血瘀。二者参杂并见,互为因果,因此治痰与活血不可截然分开。

阴虚络热证在病程较长的类风湿性关节炎病人中占有一定的比例,且有资料显示类风湿性关节炎合并干燥综合征者可达 30% 以上,病人可兼见口眼干燥等症状,本身阴虚较重,如失治误治,重伤阴液,日久必生骨蚀筋萎之变,导致残疾,应引起临床医生的重视。类风湿性关节炎患者即便有典型的阳虚表现,如局部关节肿痛、不红、无热感、遇寒痛增等,也要辨清在阳虚内寒的同时是否存在阴血不足的一面,在用乌头、附子、麻黄、细辛的同时,酌配白芍、生地、石斛之类,既可防其辛散太过,又制燥护阴,相辅相成。此外,类风湿性关节炎毕竟为自身免疫性疾病,临床仍应坚持辨证与辨病相结合,酌情加入具有抗炎镇痛药理作用的雷公藤、青风藤等,以进一步提高疗效。

用上方上法对阴虚型的中、晚期类风湿性关节炎 46 例进行治疗,并与尪痹冲剂对照组 41 例比较,临床治愈显效率 54.35%,总有效率 91.30%。明显优于对照组的 29.27%、73.17%。在改善主要临床症状、体征及实验室检查指标方面,亦明显优于对照组($P<0.05$ 或 $P<0.01$)。

【病案举例】

邵某,女,46 岁,农民。因双侧腕关节及近端掌指关节疼痛 1 月余,于 1999 年 10 月 15 日就诊。自述有类风湿性关节炎病史 8 年,时发时止,每次发作均伴有血沉加快,平时用消炎痛 25 mg 口服,每日 3 次;MTX 10 mg,肌注,每月 2 次维持。此次起病又加服风痛宁 4 片,每日 3 次;扶他林 25 mg,每日 3 次。诊见患者双侧腕关节及近端掌指关节疼痛有灼热感,痛剧时局部皮色变红,夜间疼痛加重,晨起腕及掌指关节僵硬,时有畏风,左腕关节肿胀变形,不能摄物,口干,夜间盗汗,舌质黯红,舌苔薄黄腻,脉象细。实验室检查提示:RF+,ESR 110 mm/h。免疫球蛋白全套:IgG、IgA、IgM 增高。X 线片显示:双腕关节间隙明显变窄,骨质疏松,左腕关节呈半脱位状态,双肘关节严重退变。证属肝肾阴虚,痰瘀阻络,风湿久痹。治以滋阴清热、化痰消瘀、宣痹通络。

处方:大生地 10 g,熟地 10 g,川石斛 10 g,秦艽 10 g,当归 10 g,陈胆星 10 g,炙僵蚕 10 g,桑寄生 10 g,巴戟肉 10 g,忍冬藤 20 g,白薇 15 g,青风藤 15 g,鬼箭羽 15 g,炙全蝎 5 g,雷公藤 5 g。进 7 剂,水煎服,每日 1 剂。

二诊:关节疼痛明显减轻,生活能够自理。再服上方 28 剂,水煎服,每日 1 剂。

三诊:关节疼痛不甚,灼热感消失,晨僵现象减轻,复查 ESR 为 15 mm/h。说明病情得到了控制,后患者每日仅服 1 片扶他林维持。

随访半年,病情稳定。

点穴按摩治疗风湿类风湿(一)

(1)叩揉拍打双膝眼(在膝盖骨下两侧旁陷中):先用双手掌心分揞两膝盖骨,两手食、中指分按两腿双膝眼,两手掌根着力两鹤顶穴(在膝盖骨上缘中央),两手四指同时用力叩、上下揉 100 下。再用双掌拍打右膝两侧 200 下;换拍打左膝盖两侧 200 下。主治:膝关节炎、膝冷痛、老寒腿、鹤膝风、下肢不遂、瘫痪等。

(2)叩揉阳陵泉、委中穴:用两拇指分按两腿阳陵泉(在膝下腓骨小头前下方陷中),两中指分按两腿委中(在窝横纹中央),两手拇、中两指同时用力叩揉各 50 下。主治:膝关节炎、老寒腿、下肢不遂等。

(3)叩揉捻转合谷、后溪穴:先用右手(抓左手背状)拇指按压左手合谷(拇、食指指骨间),右手中指按压左手后溪(在小指外侧本节后,掌心横纹处),右手食指按压左手腕骨穴(在后溪向上二骨间陷中),右手拇、食、中三指同时用力叩揉捻转 25 下,换用左手拇、食、中三指扣揉捻转右手合谷、后溪、腕骨 25 下。主治:头痛、指挛、肘臂痛、颈项强直、上肢不遂、中风瘫痪、上肢抽搐等。

(4)叩揉曲池、少海穴:先用右手拇指按压左肘曲池(前臂弯两肘横纹外凹陷中、屈肘成直角取穴),右中指按压左肘少海(在肘窝底、曲池直下)。右手拇、中两指同时用力扣揉捻转 25 下;换左手用拇、中两指同时用力叩揉捻转右肘曲池、少海各 25 下。主治:头痛、肘关节炎、臂痛、上肢不遂或抽搐等。

肖明辉等

以清泄少阳为主宣痹通络、健脾益肾治类风湿

肖明辉（广东燕岭医院，邮编：510507）、杨钦河、谷晓红、徐云生等医师以清泄少阳、宣痹通络、健脾益肾法为主治疗类风湿性关节炎（RA），取得了很好的疗效。

根据中医学理论和临床实践，认为RA病因病机为脾肺不足，肝肾亏虚，风寒湿热之邪外袭，痹阻经络关节，但以邪热内蕴少阳、脾肾亏虚为主要病理基础。根据本病的临床表现、少阳经的生理病理特点及多年的临床实践，肖明辉等医师认为少阳常是邪热蕴结之所，如RA的急性活动期就常表现为发热，关节或肌肉红肿热痛，口苦口干，心烦，小便黄短，大便或干，舌红、舌苔黄或腻，脉象弦滑数或濡数等少阳邪热内盛之证。实验室检查多见ESR增快，CRP、IgG增高，RF阳性等。所以，治疗本病不论当时临床表现有无邪热之证，均要兼顾到少阳邪热内蕴之病机。

因此，在RA的临证中以柴胡、黄芩、黄柏等清泄少阳邪热之品而获验良多。另一方面，RA日久不愈常常有脾肾亏虚的征象，脾肾为先、后天之本，脾虚则气血生化不足，四肢肌肉失濡；肾虚则肝失滋养，元气不充，筋骨不坚，故风寒湿热痰瘀之邪留注关节，痼结难除，而成虚实兼夹、寒热互见、复杂多变的病理表现，使该病治之棘手，缠绵难愈。

针对RA的上述病因病机特点，肖明辉等医师在治疗本病的过程中，多从虚实两端着手，实则责之于少阳邪热及风寒湿痰瘀血；虚则主要责之于脾肾之不足。以清泄少阳、宣痹通络、健脾益肾为主立法，临床取得满意疗效。

处方：柴胡10 g，黄芩12 g，黄柏12 g，生地黄15 g，青风藤20 g，豨莶草15 g，独活

15 g,制川乌 15 g(先煎),生黄芪 30 g,生白术 15 g,苡仁、鸡血藤各 30 g,鹿角霜 30 g,补骨脂 15 g,熟地黄 15 g,丹参 15 g。每日 1 剂,水煎 2 次混匀,早晚口服。

方解:柴胡、黄芩、黄柏、生地黄清少阳之邪热。青风藤、豨莶草、独活、制川乌祛风除湿、通经止痛。黄芪、白术、苡仁、鸡血藤益气补肺、健脾养血。鹿角霜、补骨脂、熟地黄补肝肾、壮筋骨以充先天。丹参化瘀通络,活血脉。诸药相伍,多法联用,攻补兼施,温清并蓄,祛邪扶正,标本同治,切中病机,故收良效。

临证加减:热盛加生石膏、银花、知母等,重用黄芩、黄柏、生地黄,减补骨脂、黄芪、熟地黄、鸡血藤、鹿角霜用量;寒盛加制附子、细辛、桂枝等,减黄芩、黄柏、生地黄用量;关节痛重加玄胡、制草乌、制乳香、制没药等;关节肿甚加防己、茯苓、车前子等;气血亏虚加党参、当归、白芍等;肝肾不足加牛膝、枸杞子、桑寄生等。

临床研究表明,本方药治疗 RA 的效果确切,使用安全,之所以能够取得满意的疗效,可能与其调节免疫、解热、抗炎、镇痛、改善血液循环、抑制结缔组织增生等整体调节,多靶点、多途径、多种药理作用有关。

临床选用 122 例门诊患者,全部符合 1987 年美国风湿病协会制定的 RA 诊断标准,采用随机数字表法随机分为 2 组。其中治疗组 65 例,男 29 例,女 36 例;年龄 15～66 岁,平均 39.7 岁;病程 6 个月～13 年,平均 5.2 年;类风湿因子(RF)阳性 43 例,X 线摄片关节有病损者 35 例。对照组 57 例,男 25 例,女 32 例;年龄 14～68 岁,平均 41.6 岁;病程 8 个月～14 年,平均 5.1 年;类风湿因子(RF)阳性 37 例,X 线摄片关节有病损者 31 例。两组性别、年龄、病程、病情经统计学处理无显著性差异($P>0.05$),具有可比性。

排除标准:①合并心脑肝肾和内分泌、造血系统等严重原发性疾病及神经、精神病患者;②妊娠或哺乳期患者;③未按规定用药,无法判定疗效者;④2 个月内曾服过类固醇皮质激素者。

治疗组按以上所述方药治疗。对照组予雷公藤多苷片 20 mg 口服,每日 3 次;追风透骨丸 6 g 口服,每日 2 次。两组均以 30 天为 1 疗程,连续用药 3 个疗程进行疗效评定。全部病例治疗前停用对该病有治疗作用的中西药物。

观察指标:①主要临床症状、体征　关节肿胀疼痛,功能障碍指数,晨僵时间,双手握力,15 m 步行时间;②实验室检查　血沉(ESR)、C 反应蛋白(CRP)、RF、免疫球蛋白(IgG、IgA、IgM)及 X 线摄片等指标;③记录可能发生的不良反应。

治疗组总有效率 93.85%；对照组总有效率 64.91%。治疗组的总有效率明显优于对照组($P<0.05$)。

以中医药理论为指导，以 RA 的基本病因病机为依据，制定一个基础组方，并在此基础方上辨证，加减用药，效果显著，既不失中医辨证论治的特色，又有利于推广和应用，是中医临床治病用药的一种正确选择。

点穴按摩治疗风湿类风湿(二)

(5)捏拿肩井穴(在肩部高处肩上陷中)：先用右手拇、食指岔开捏拿左肩井 5 下，再换左手拇食指岔开捏拿右肩井 5 下。如此左右手转换捏拿双侧肩井各 25 下。主治：肩周炎、颈项强直，手臂上举不便，中风等。

(6)双拳捶拍打：环跳穴(在臀部大转子后缘陷中)：先用两手握拳同时用力捶打臀部两外侧环跳，由轻到重各 50 下。主治：腰胯腿痛、半身不遂等。

(7)捏拿昆仑、太溪穴：正坐床上，两腿屈膝岔开，用两手中指分别按压两足昆仑(在外踝后五分)，两手食指分按两足申脉穴(在外踝下五分)，两手拇指按两足太溪(在内踝后跟骨上陷中)，两手拇、食、中三指同时用力捏拿 25 下。主治：腰、脊、腿痛，肩背拘急，踝关节炎，头痛，项强等。

(8)捏拿殷门穴(在臀下横纹下 1 寸)：正坐床上或椅上，用双手拇、食指岔开，分按两大腿下之殷门，两手同时用力捏拿各 25 下。主治：腰腿痛，坐骨神经痛，下肢瘫痪等。

宋艾云

活血化瘀　通则不痛

宋艾云医师（山东省临沂市铁路医院，邮编：276004）提出以活血化瘀治类风湿性关节炎，疗效显著。

类风湿性关节炎属中医"痹证"范畴，张仲景提出"历节"之名，宋代严用和称之为"白虎历节"，现代医家焦树德所倡"尪痹"之说，皆说明该病与一般痹病的区别。中医认为其主要病因是禀赋不足、气血虚弱、肝肾亏损，复感风寒湿邪，正邪相搏，致筋脉痹阻引起。其病机是气血凝涩，骨节失养；其特点是正虚邪实，寒热错杂；其病理因素为痰瘀。辨证施治仍为目前中医治疗类风湿性关节炎的主要手段，依据本病的临床特点、病因病机、气血脏腑虚损及活动期、慢性期等，对本病所分证型大致有40多个，体现了治疗本病的多种方法与思路。辨证施治在类风湿性关节炎的治疗中虽然取得了一定的疗效，但本病发病机制复杂、致残率高、治愈率低，治疗上还是比较棘手的。

类风湿性关节炎在辨证分型论治的基础上，可根据现代医学的研究成果，选择有针对性的中医疗法，从而有利于临床疗效的提高。类风湿性关节炎的病理改变与中医的瘀血阻络病机极为相似，而临床实验也证明，采用活血化瘀药，能够抑制滑膜的增生和血管翳的形成，改善软骨细胞的功能，促进新骨生成及修补。所以在类风湿性关节炎治疗中，即使在早期无舌脉瘀血证可辨的情况下，仍可依据本病必有瘀血改变的病理，辨病施治，即可尽早、适当地加入活血药，以提高临床疗效。常用药物有：当归、川芎、赤芍、丹参、水蛭、土鳖虫、红花、乳香、没药、泽兰、姜黄、桃仁、三棱、莪术、全蝎、地龙、水蛭、蜈蚣、鸡血藤等。在临床应用时，应根据辨证分型灵活选用。总之，类风湿性关节炎病理改变，符合中医的血瘀证病机，活血化瘀在类风湿性关节炎的治疗中应用最为广泛。

类风湿性关节炎临床分型众多,但常见的是以辨寒热而分为以下 4 型:

1. 偏热型

多见于类风湿性关节炎的急性活动期。

症状:见手足小关节红肿疼痛,局部灼热,皮肤稍红,关节功能障碍,并有发热、汗出等全身症状,舌质红,舌苔薄白,脉象细滑数。

治疗:以清热解毒、通络化瘀为法。

方药:选风引汤(大黄,干姜,龙骨,牡蛎,桂枝,甘草,滑石,赤石脂,白石脂,紫石英,石膏),白虎加桂枝汤(石膏,知母,甘草,粳米,桂枝),三妙丸(苍术,黄柏,牛膝)等加减。活血化瘀药常选用赤芍、秦艽、穿山甲等。

2. 偏寒型

多见于类风湿性关节炎的慢性活动期。

症状:见手足小关节肿胀疼痛,指趾僵硬,功能障碍,阴寒天则加重,怕风怕冷,四肢发凉,舌质淡,舌苔薄白,脉象沉细。病程较长者,手足关节轻度变形。

治疗:以温经逐寒、活血通络、通利关节为法。

方药:如乌头汤(乌头,麻黄,芍药,黄芪,甘草,蜜),阳和汤(熟地,白芥子,鹿角胶,麻黄,肉桂,甘草)等加减。活血化瘀药常选用片姜黄、桃仁、红花、牛膝、三棱、莪术、乳香、没药等。

3. 寒热错杂型

可见于类风湿性关节炎的急性活动期,也可见于慢性活动期。

症状:见手足关节肿痛较剧,指或趾关节僵硬或变形,关节局部灼热但怕风怕冷,症状反复性大,舌苔白或薄黄,脉象滑或略数等。

治疗:应予寒热并用、活血化瘀为主。

方药:如阳和汤与仙方活命饮(川山甲,皂角刺,当归,金银花,甘草,赤芍,乳香,没药,花粉,防风,川贝母,白芷,陈皮)等加减。活血化瘀药常选用片姜黄、赤芍、穿山甲、桃仁、红花、三棱、莪术等。

4. 缓解稳定型

症状:见关节肿痛不明显,关节已变形,化验一般无特殊症状。

治疗:应以滋补肝肾、益气养血固本为主,祛风活络、祛痰化瘀治标为辅。

方药:如蠲痹汤(当归,赤芍,黄芪,姜黄,羌活,防风,甘草,姜,枣),独活寄生汤(独活,桑寄生,秦艽,防风,细辛,熟地黄,白芍,当归,川芎,桂心,茯苓,白术,牛膝,人参,甘草),身痛逐瘀汤(秦艽,香附,羌活,川芎,没药,地龙,五灵脂,牛膝,当归,桃仁,红花,甘草)等加减。活血化瘀药常选用乳香、没药、三棱、莪术、当归、鸡血藤、丹参等。病久入络,可加虫类药物,搜剔经络,如全蝎、地龙、水蛭、土鳖虫、蜈蚣、穿山甲、白花蛇等。

连片连线按摩治疗风湿类风湿(一)

(1)**十指梳头掌心顺摩颈**:十指环屈成耙状,从前额发际往后梳(神庭、百会等),经头顶向下十指并拔梳擦至颈椎分手,绕颈脖两侧到前下巴喉结处,每次做50次。主治:头痛、颈椎病等。

(2)**双手交替拍打肩背**:先用右手掌拍打左肩背一下,再用左手掌拍打右肩背一下,两手交替,一替一下,尽量往后甩,拍打脊背(秉风、肩外俞、肩中俞等)各50下,主治:肩背疼痛、肩胛酸痛,肩周炎不能举臂,上肢酸麻、冷痛,颈项强直等。

(3)**双手交替拍打脊背**:坐或站,先用右手掌从右肩颈尽量往后甩拍打脊背(在大杼、风门等)一下,再用左手掌从左肩颈往后甩拍打颈部(大椎、风府、颈椎等)一下,两手交替拍打各50下。主治:腰脊强痛、脊柱炎及增生性颈椎病等。

(4)**双手交替拍胸捶背**:先用右手掌拍打左胸脯一下,同时用左手握拳捶打左后背一下;再用左手掌拍打右胸脯一下,同时用右手握拳捶打左后背一下。两手交替,一替一下,拍胸捶背各25下。主治:脊柱炎及增生,胸膜炎,胸椎骨质增生(骨刺),胸痛等。

(5)**双拳交替捶打腰椎和骶骨**:站或走,或俯伏床上,反臂反拳,两拳交替,右拳在上捶打腰椎(命门、阳关等),左拳在下捶打骶骨(八髎穴等),以一手计数50下。主治:腰腿痛、腰椎间盘突出、腰肌劳损、坐骨神经痛、腰椎骨质增生(骨刺)等。

陈湘君

气阳为主温煦骨关节治类风湿

陈湘君教授（江苏省东台市人民医院，邮编：224200）业医 40 余载，医理精深，经验丰富，擅长以益气温阳为主治疗类风湿性关节炎。

类风湿性关节炎(以下简称"类风关"或 RA)，是一种以周围关节对称性多关节炎为特征的慢性全身性疾病。

病因病机:《济生方》中云:"皆因体虚，腠理空疏，受风寒湿气而成痹也。"《素问·痹论》中云:"风寒湿三气杂至，合而为痹。"

主要症状:全身症状常表现有乏力、面色㿠白、形寒畏冷、食欲减退、形体消瘦等。局部症状多以关节肿胀、重着、疼痛、畸形等表现为特征，也可见关节红肿热痛等症。

辨证:根据全身症状，辨证当属于气虚、阳虚、血虚，说明类风关患者以全身虚为本。根据局部症状，辨证当属于寒凝、湿阻、痰浊、血瘀等证候，说明患者以局部实为标。就整个病程而言，早期多为寒湿，晚期多为痰瘀。若见关节红肿热痛等症，此为寒湿郁久化热或湿热为患的症状，这是整个病理过程中的暂时现象。

治则:本着治病求本的原则，抓主要矛盾，创立以益气温阳为主，辅以养血通络、补益肝肾等扶正之法，并在益气温阳为主的治法中辅以散寒除湿、豁痰化瘀、清热利湿药物以祛除病邪，待病邪祛除后仍以益气温阳为主治疗。充分体现临床上治疗本病持重守方，但守而不死，应机变化，但变而不滥。

常用方药:常重用黄芪、白术、薏苡仁、制川乌、制草乌、肉苁蓉、巴戟天、制黄精、鹿角片、杜仲、川断肉、补骨脂、骨碎补等药物。

运用益气温阳为主的治法治疗类风关，不仅可明显改善患者的关节肿胀疼痛程度、关节功能、晨僵、握力及 20 m 步行时间，同时亦可抑制患者过亢的体液免疫，使患者的免疫功能紊乱得以纠正,如类风湿因子滴度下降,甚至转阴,IgG下降,补体C_3升高,最终使患者全身情况好转,减少复发。

如早期寒凝者,习用制川乌、制草乌、川桂枝、细辛等。

如湿阻明显者,习用防己、生薏苡仁、猪苓、茯苓等。

如晚期痰浊者,习用制胆星、僵蚕、白芥子、露蜂房等。

如血瘀明显者,习用莪术、生䗪虫、桃仁、红花等。

如湿热表现者,习用山慈姑、西河柳、生地、忍冬藤等。

如病在上肢者,习用羌活、桂枝、桑枝、鸡血藤等。

如病在下肢者,习用独活、牛膝、宣木瓜、桑寄生等。

外用熏洗方:因为类风关以周围关节病变为主,特别是以手、足关节多见,故适于熏洗等外治法。临床上应用熏洗治疗类风关具有以下优点,一可使药力直达病所,产生迅速有效的治疗作用;二因治疗类风关的内服药物(包括中西药),几乎都是败胃之品,久服易伤胃气,出现不同程度的胃肠道反应;三是类风关病程冗长,反复发作,须长年累月服用药物。若用熏洗法治疗,可减少内服药物的用量,甚至不用内服药物,顾护胃气,保得一份胃气,便增加一份生机。

熏洗处方

生川乌15 g,生草乌15 g,生南星15 g,细辛15 g,青风藤30 g,乳香15 g,没药15 g,苏木15 g,冰片9 g。1剂药可熏洗1～3日。

连片连线按摩治疗风湿类风湿(二)

(6)双手抹摩大小腿:坐在床上,两腿屈膝、足跟着铺,足趾跷起,先用手抱右大腿内外侧,两手同时从大腿根往下抹擦经足后跟、两手拇指着力大腿面(髀关、伏兔等)及足背,两手余四指并拢沿大小腿肚、足底直至足趾端,再返回抚摩至大腿根为一下。补泻相兼,反复抹擦25下,包括腿外侧三条足阳经(胃、胆、膀胱)、腿内侧三条足阴经(肝、肾、脾);用按摩右腿的方法再抹擦抚摩左大腿足25下。主治膝关节炎、老寒腿等。

周学平
辨治类风湿性关节炎

周学平教授(南京中医药大学,邮编:210029)长期从事中西医结合治疗风湿病的临床和实验研究,在临床实践经验的基础上,汲取现代科学研究成果,立足于临床实际,继承和结合前人的经验,对类风湿性关节炎的治疗颇有心得。

类风湿性关节炎是一种以关节和关节周围组织的非感染性炎症为主的全身性自身免疫性疾病。周学平教授认为,本病多因禀赋素虚,调摄不慎,病邪复感,直接感受风湿热之邪,或风寒湿三邪,也可由脏腑功能失调,如阳热体质,或阴血亏耗,邪郁于关节、筋骨、肌肉所致,其主要病机为邪郁而壅,痰瘀互结。

类风湿性关节炎早期为急性发作期,热证多见,以关节红肿灼痛、骨蒸烦热为特征。病情以邪实为急,表现为实多于虚。病情相对稳定期,寒证多见,以冷痛彻骨、自觉寒从骨髓中来为特征。以正虚居多,表现为虚中夹实。病之晚期则阳损及阴,阴损及阳,故在类风湿性关节炎病变的某一阶段,可呈现为阴阳偏虚、寒热错杂、痰瘀并见,如关节灼热肿痛,而又遇寒加重,恶风怕冷,苔白罩黄,或关节冷痛喜温,而又手心灼热,口干口苦,尿黄,舌红等。尤其是服用激素者,最易化热伤阴,此时必须审时度势,治随证转,惟有寒热并用,寓补于通,适当重视补益肝肾,以图治本,方不致偏。

周学平教授认为,肝肾不足是类风湿性关节炎(RA)的基本病机,痰瘀是其重要的病理因素。其病理性质属本虚标实,临床治疗应当重视补益肝肾、化痰祛瘀。用药宜温通辛散,并善于运用藤类引经药,使药物直达病所,提高疗效。

1. 肝肾亏虚

病因病机:肝主藏血,肾主藏精,精血互生,肝肾同源。类风湿性关节炎无论寒证、热证、虚证、实证,肝肾不足,尤其是肾气不足是其共同的病变基础,外邪侵袭只是疾病诱发和加重的因素。肾为一身之根本，《素问·逆调论》中言："肾者水也，而生于骨，肾不生则髓不能满，故寒甚至骨也……病名曰骨痹，是人当挛节也。"由于先天禀赋不足，复加后天调摄失当、房室不节、情志刺激、病后失调等，致肾气亏虚，甚则肾阴肾阳亏虚。阴虚阳盛，当致病之邪，壅郁于内，若热邪与体内阳盛之气相结则致病迅速，症状较重，而风寒湿邪也极易转化致热痹。阳虚内寒，外邪入里，内外相合，发为寒痹。尽管本病初起多以邪实为主，然此种邪实必兼有本虚的一面。《景岳全书·风痹论》曰："诸痹者皆在阴分，亦总由真阳衰弱，经血亏损，故三气得以乘之。"补益肝肾一方面能扶正祛邪、强壮体质，有利于驱邪外出，蠲痹止痛，缩短病程；另一方面具有坚骨的作用。肝主筋藏血，肾主骨藏精，肝肾亏虚，筋脉失于充养，邪留不去，痰瘀凝结，日久则筋脉拘挛，屈伸不利；骨髓空虚，骨质不坚，以致关节僵硬变形。通过补益肝肾能益肾坚骨，养肝柔筋，驱邪外出，防止畸变。但在补益肝肾的同时，应不忘祛邪，根据证候的不同，常佐以清热利湿、祛风散寒、祛瘀化痰通络之品。疾病早期以实邪为主者，当以祛邪为先，辅以扶正；缓解期以正虚为主者，当以补益为原则；虚实错杂者，当攻补兼施。然病机总以内伤虚损为主，治疗尤应注意寓补于通，不可一味强调攻邪而贻误病机，此于辨证用药至关重要。

治则：平补肝肾。

临床用药：补肾阴常选用生地、熟地、山茱萸、枸杞子、沙苑子、龟甲、鳖甲、制何首乌等。补肾阳常选用仙茅、淫羊藿、补骨脂、骨碎补、肉桂、续断、鹿角胶等。强筋壮骨常选用桑寄生、狗脊、千年健、鹿衔草等。

2. 痰瘀互结，虚实兼夹

病因病机：周学平教授认为，痰瘀是RA病理演变过程中形成的病理产物，并贯穿于病程的始终。外邪侵袭，经脉受邪，气血运行受阻。津血同源，血停成瘀，津聚为痰，而成痰瘀互结。痰瘀胶着于骨骱，经络痹阻，致关节肿痛，日久则关节畸变，故在治痹中要强调化痰祛瘀。痰甚，则肢节肿胀，僵硬麻木，活动不利，或关节局部有痰核出现；瘀甚，见骨节刺痛，入夜尤甚，强直畸形，关节局部皮肤色黯或见瘀斑。病程日久，痰瘀胶着，深伏血络，关节肿大畸变，则非虫类药不足以走窜入络，搜剔逐邪。叶天士认为，久痹之人"外邪留著，气血俱伤，其化为败瘀凝痰，混处经络，经用虫类搜剔，以动药使血无凝著，气可宣通"。这里的动药即指虫类药。前人所谓"风邪深入骨骱，如油入面，非用虫蚁搜剔不能为功"也指此意。但虫类药大多有毒，有破气耗血伤阴之弊，用量宜轻，不宜久服，应与扶正药配伍使用，并注意"衰其大半而止"。若为体虚或产后者应慎用。虫类药功用同中有异,应予辨证选用。

治则:化痰祛瘀,祛风通络。

临床用药:祛瘀活血可选用乳香、没药、穿山甲、姜黄、虎杖、丹参、赤芍、鬼箭羽、桃仁、红花、川芎、丹皮、泽兰、三七等药为主;化痰可选择半夏、胆南星、白芥子、僵蚕等;如关节漫肿而有积液者,宜祛瘀消肿,可加用小量控涎丹;祛风除湿可选用乌梢蛇、白花蛇等,搜风剔络用全蝎、蜈蚣等;活血化瘀用穿山甲、土鳖虫等,穿山甲"其走窜之性无微不至",尤善疗痹;夹痰者用僵蚕等,化热者用地龙等;痛甚者可用全蝎、露蜂房研末吞服;祛风通络以清风藤、鸡血藤、天仙藤等藤类药为主。

3. 阴血亏虚

病因病机:临床经常见到兼夹血虚证患者,可由后天因素所形成,如妇人产后津血耗伤而患病者;或久病之后,精血暗耗,阴盛阳虚,而成为寒痹;复与致病之邪气相结者,邪壅而化热,或由于久痹入络,瘀血阻滞,精血暗耗,易化热而成热痹。"女子以血为本",肾精不充,则肝血不足,加之经、孕、胎、产皆使营血亏虚,冲任督带气血不足,外邪侵袭而发为历节。

治则:益气养血。

临床用药:鹿角胶、阿胶、当归、黄芪、鸡血藤等。

4. 外感风寒湿热之邪

病因病机:由于禀赋素虚,脏腑内伤,阴阳失调,气血不足,营卫不和,以致风寒湿热之邪乘虚内侵,"两气相感"而致病。风湿热痹为阳气偏盛,内有蕴热,感受风寒湿热之邪或风寒湿痹,经久不愈,邪留经络,蕴化为热所致;或风寒湿痹,经久不愈,邪留经络、肌肉、筋骨、关节,闭阻经络,气血运行不畅,不通则痛。

治则:祛风,散寒,除湿,温经。

临床用药:祛风散寒除湿主要用羌活、独活、秦艽、防己、苍术、白术、生苡仁、土茯苓、泽泻、车前草等。温经散寒主要用制附片、麻黄、桂枝、细辛等。

论治特色方面:

1. 用温通辛散药。"盖痹者闭也"(《景岳全书·风痹》),总因经络血脉不通,津血凝滞,而痰浊瘀血皆属阴类,故临证处方用药还应重视温通辛散,以增强药效。即使热痹患者其证候表现常兼四末清冷、遇寒皮色青紫,推究其因,实由热郁于内,阳气痹阻而不能通达四肢所致。故纵治热痹，开痹通络亦必不可少，在大队清热蠲痹养阴药中，适当配以上述擅长通痹止痛之辛温药物，则温燥之性得制，而通痹止痛之力仍存，并可辛散络中郁热，一方之中，药性相悖，却有相反相成之妙。临证切不可误认为必具寒热错杂之证，方能配合温通辛散之剂。一般可用桂枝、细辛、麻黄等；如病情顽固者，则非大辛大热之川乌、附子难以取效。如风湿热邪相搏，湿遏热郁，配伍温通辛散之品可助疏散宣化，分消三气，如石膏之分别与桂枝、麻黄、苍术配伍，即寓此意。对于热痹之人，配伍温通辛散之品，可助疏散宣化，分消三气。

2. 用藤类引经药。藤类药善走经络，有舒经通络之功，临床配合选用，可引经达节，增强疗效。引经药，能引导药物直达病所，切中要害。在临床用药中，善于根据病变部位选用合适的引经药。雷公藤、青风藤为治疗 RA 的强效药物，具有较强的祛风除湿止痛的作用，但其副作用较多，临床在病情活动时配伍使用，可明显增强疗效。雷公藤，苦辛寒，有大毒，临床辨病用药剂量以 10～15 g 为宜。去皮先煎 1 小时可减毒，持续久服对肝肾功能、造血系统及性腺均有抑制作用，应以间隙应用为宜。青风藤，《本草汇言》称其能"舒筋活血，正骨利髓"，其有效成分青藤碱有明显的镇痛、抗炎作用，但也可促进组胺释放，引起皮肤瘙痒，诱发支气管哮喘。常将其与生地配伍使用，生地水煎剂除有抗炎作用外，还能拮抗组胺引起的毛细血管通透性的增加。两药相须为用，能增强疗效，消除副作用。另如祛风通络用海风藤、络石藤、丝瓜络等，清热通络用忍冬藤等，补虚和血通络用鸡血藤、石楠藤等，祛湿通络用天仙藤等。

3. 用虫类药搜剔逐邪。类风湿性关节炎因痰瘀痼结，风寒湿热、痰浊、瘀血深伏骨骱关节，气血凝涩不行，经络闭塞不通，故痛势顽固，非借虫类药不足以走窜入络，搜剔逐邪。临证对于应用一般祛风湿、消痰瘀药物效果不显者，佐以透骨搜络之虫类药，取效最捷。虫类药功用同中有异，各有所长，应予辨证选用，若能应用得当，对缓解疼痛、改善关节功能，颇有裨益。但虫类药大多有毒或有小毒，有破气耗血伤阴之嫌，用量宜轻，应与扶正补益药配伍使用，若体虚甚或过敏者，则应慎用。药如穿山甲、土鳖虫、全蝎、蜈蚣、乌梢蛇、白花蛇、地龙等，皆可据症选择应用。如活血行瘀用穿山甲、土鳖虫等；如搜风剔络用全蝎、蜈蚣等，而蜈蚣对关节僵挛肿胀又胜一筹；如祛风除湿用乌梢蛇、白花蛇等，乌梢蛇效虽略逊，而性平无毒；如祛风化痰用僵蚕；如清热通络用地龙；如祛风解毒用露蜂房等。

4. 部位用药。类风湿性关节炎病在肢体关节，然部位不一，临证在辨证施治的基础上,适当配合部位用药确能提高疗效,关键是要从病情、病位及药物性能上去把握运用。若病在上肢、颈项,偏寒者用羌活、防风、片姜黄、桂枝、防风、葛根等,偏热者用桑枝、秦艽等;若病在下肢、腰背,偏寒者用独活、鹿角霜、杜仲、川断等,偏热者用桑寄生、蚕沙、防己、牛膝等;若病在四肢关节,偏寒者用千年健、威灵仙、伸筋草、松节等,偏热者用豨莶草、路路通、海桐皮等。

5. 辨证与辨病结合。类风湿性关节炎有其特殊的病理基础及病机特点,若能在抓住病机的基础上,参考西医的诊断,以辨证用药为主导,结合现代药理学研究结果,配伍针对性较强的专用药物,如雷公藤、青风藤、昆明山海棠、蛇、蚂蚁等,有良好的临床效果,这些治疗类风湿性关节炎的专用药物研究已取得很大进展。把握病机特点,以此指导立法选方遣药,加强治疗的针对性。如病情活动时,加雷公藤、青风藤、忍冬藤、络石藤、寻骨风、透骨草;如骨质疏松者,加骨碎补、千年健、川断、桑寄生等,则可明显增强疗效,减轻毒副作用,发挥中医药的优势。

【病案举例】

张某,女性,42岁,农民,2002年5月18日初诊。病人6年前出现双膝关节肿痛,渐至双手腕关节、掌指关节、近端指间关节、肘关节肿胀疼痛,病情反复发作,曾服用多种中西药,效果不明显。3个月前再次出现双手指关节、腕关节,双膝关节,左肘关节疼痛,并逐渐加重而来门诊求治。诊见:左手2、3、4掌指关节,右手2、3、5掌指关节中度肿胀,双膝浮髌试验(+),各关节压痛明显,局部触之觉热。恶风,晨僵大于2小时,纳谷不馨,乏力,口干,大便时干结如栗,舌质红,舌苔薄黄,脉弦滑。查血沉95 mm/h,类风湿因子368 IU/ml。免疫球蛋白测定:IgG 20～30 g/L,IgA、IgM在正常范围内。X线摄片显示:双手部分掌指关节间隙狭窄,骨质略疏松。

处方:生地黄12 g,青风藤15 g,桑寄生15 g,赤芍10 g,白芍10 g,虎杖15 g,络石藤15 g,防风10 g,防己10 g,片姜黄10 g,豨莶草10 g,全蝎5 g,露蜂房10 g,桂枝6 g,伸筋草15 g。7剂,水煎服,每日1剂。

二诊:服药后疼痛已减轻,惟感脘胀,纳差。前方加陈皮6 g,焦白术10 g,炒谷芽12 g,麦芽12 g。

三诊:服药1个月,关节肿痛基本缓解,晨僵时间缩短。效不更方。

四诊:连服3个月,患者关节肿胀已消失,疼痛不显,关节功能明显改善,复查血沉20 mm/h。随访半年未复发。

陈纪藩

病证结合治类风湿

陈纪藩教授（广州中医药大学第一附属医院，邮编：510407）擅长运用经方治疗类风湿性关节炎、强直性脊柱炎和骨关节炎等风湿病、脾胃病。研制有治疗顽痹的"通痹灵"系列制剂；主持国家自然科学基金重点项目"中医药治疗类风湿性关节炎、红斑狼疮的机理研究"等课题。

根据中医理论和类风湿性关节炎（RA）的临床特点，陈教授认为，肝肾、气血亏虚是本病发生的内因，而风寒湿邪侵袭则为发病的诱因。在病变的发展和转归中，一方面，正虚招邪，邪恋损正，如此反复，虚实相兼；另一方面，随着体质偏胜、药食等因素的影响，风湿之邪或从阳化热，或从阴化寒，或阴损及阳，或阳损及阴，表现为寒热错杂、阴阳两虚的证候，终则脏腑功能失调，湿邪胶着不解，痰瘀凝结关节而筋伤骨损，肢体畸形废用。因此正虚有邪，寒热错杂，湿瘀互结，病情缠绵，经久不愈是本病的基本病理。

东汉医家张仲景所著的《金匮要略·中风历节病》中，所记载的桂枝芍药知母汤由"桂枝四两，芍药三两，甘草二两，麻黄二两，生姜五两，白术五两，知母四两，防风四两，附子二枚（炮）"9味药组成，具有祛风除湿、温经散寒、滋阴清热的作用。治疗风寒湿邪痹阻，渐次化热伤阴的历节病。药理研究亦揭示，本方具有发汗降温、抗炎镇痛及调节免疫的功能。

在类风湿性关节炎（RA）辨病论治方面，陈教授在桂枝芍药知母汤的基础上，自拟通痹灵。

治法：祛风除湿，温经散寒，滋阴清热，活血通络。

处方：桂枝，芍药，甘草，麻黄，生姜，白术，知母，防风，制川乌，玉竹，乳香，没药，制

第一部分　名中医对于风湿类风湿的辨治经验

马钱子,蜈蚣。

方解:方中桂枝、麻黄、制川乌通阳宣痹,温经散寒;麻黄得白术可除表里之湿;麻黄配乌头可散表里之寒;白芍合知母以益阴清热;白芍配甘草以酸甘化阴;白芍伍白术则益气和阴养血;玉竹得白芍相助,养阴生津,以滋润筋骨;蜈蚣性善走窜,内走脏腑,外达经络,凡气血凝聚之处皆能开之,尤能透骨搜风、剔络除邪;乳香、没药相须为用,能宣通脏腑,透达经络,活血化瘀,舒筋活络止痛;防风善祛风消肿;马钱子通络消肿止痛,可散血热;生姜、甘草和中调药。

临床观察表明:通痹灵对类风湿性关节炎、强直性脊柱炎具有消炎止痛、调节免疫功能、改善体质的作用,且能稳定和改善骨质损害,加速关节损害的修复。长期观察无明显毒副反应。实验表明:通痹灵可明显抑制滑膜成纤维细胞的增殖,降低基质金属蛋白酶和蛋白表达。

在服用通痹灵治疗的同时,当根据病程中患者脏腑气血阴阳的盛衰、寒热虚实的多寡,给予中药汤剂辨证论治,以匡扶正气,祛除病邪,迅速控制病情。一般分为以下6种证型来治疗。

1. 寒湿痹阻

症状:见肢体关节疼痛、肿胀或重着,局部皮色不红,触之不热,晨僵明显,关节屈伸不利,遇冷则痛甚,得热则痛减,或见恶风发热、汗出、肌肤麻木不仁,舌质淡或淡红,舌苔薄白或白厚,脉象弦紧或浮缓等。

治疗:宜祛风散寒,除湿通络。

方剂:用乌头汤(川乌头,黄芪,甘草,麻黄,芍药)加减。

处方:制乌头 12 g,白芍 15 g,黄芪 15 g,防风 15 g,炙甘草 6 g,桂枝 15 g,羌活 12 g,独活 15 g,海风藤 30 g。

临症加减:

若风胜关节游走性疼痛、恶风者,加白芷 12 g、桑枝 30 g、白花蛇 1 条等,以祛风止痛。

若寒胜关节疼痛剧烈,得温则舒者,加制附子 12 g、细辛 6 g 等,以温阳散寒止痛。

若湿胜关节肿胀重着、肌肤麻木不仁者,加萆薢 30 g、泽泻 15 g、茯苓皮 30 g 等,以利湿消肿。

2. 湿热痹阻

症状:见关节红肿热痛有积液,晨僵,肢体酸楚沉重,关节屈伸不利,或伴发热、口苦,口渴不多饮,食欲缺乏,舌质红或黯红,舌苔黄腻,脉象弦或弦数等。

治疗:宜清热解毒,利湿祛风,活血通络。

方剂:用四妙丸(苍术,黄柏,牛膝,苡仁)加味。

处方:黄柏15 g,苍术15 g,薏苡仁30 g,川牛膝15 g,姜黄15 g,泽兰12 g,萆薢30 g,银花藤30 g,防风15 g,羌活12 g,独活12 g。

临症加减:

若关节肿甚者,加泽泻15 g、猪苓15 g、防己12 g等,以利水消肿。

若热甚发热者,加柴胡15 g、水牛角50 g、白花蛇舌草30 g等,以清热解毒。

若中焦湿胜纳呆便溏、苔厚腻者,加绵茵陈20 g、砂仁10 g(后下)、土茯苓30 g等,以行气化湿。

若关节疼痛剧烈者,加三七片10 g等,以活血止痛。

若咽喉肿痛者,加桔梗12 g、岗梅根30 g、甘草10 g等,以利咽解毒。

3. 寒热错杂

症状:见寒热证均不明显,肢体关节疼痛或肿胀,活动受限,或见恶寒恶风,舌质淡或淡红,舌苔黄白相兼,脉象弦细等。

治疗:宜祛风散寒,除湿清热。

方剂:用桂枝芍药知母汤加减化裁。

处方:桂枝15 g,赤芍15 g,白芍15 g,知母12 g,防风15 g,白术15 g,炙甘草6 g,姜黄15 g,泽兰12 g,丹参15 g,蜈蚣2条。

临症加减:

若上肢关节病重者,加桑枝18 g、羌活12 g、威灵仙12 g等,以祛风通经止痛。

若下肢关节病重者,加独活12 g、牛膝15 g、防己12 g、萆薢30 g等,以通经活络,祛湿止痛。

4. 痰瘀阻络

症状:见周身关节疼痛剧烈,部位固定不移,关节屈伸不利,周围可见硬结,肌肤甲错,肢体瘀斑,口渴不欲饮,或见午后或夜间发热,舌质紫黯或有瘀点、瘀斑,舌苔白或薄黄,脉象细涩等。

治疗:宜活血化瘀,祛风胜湿。

方剂:用桂枝茯苓丸(桂枝,茯苓,丹皮,桃仁)加味。

处方:桂枝 15 g,茯苓 20 g,牡丹皮 12 g,赤芍 15 g,桃仁 12 g(打),当归 12 g,川芎 12 g,威灵仙 15 g,续断 15 g,牛膝 15 g。

临症加减:

若瘀血凝滞较甚者,加穿山甲 10 g、地龙 12 g、全蝎 6 g 等,以加强活血通络之功。

若关节局部肿胀经久不消、按之如棉絮或囊状者,加浙贝母 15 g、白僵蚕 12 g、白芥子 12 g 等,以消痰散结。

5. 肝肾不足

症状:见关节疼痛日久,腰膝酸冷,关节屈伸不利,或手足拘急,或见关节畸形、强直,头晕耳鸣,心悸不宁,肌肉瘦削,舌质淡红,舌苔薄白,脉象沉等。

治疗:宜补益肝肾,祛风通络。

方剂:用独活寄生汤(独活,寄生,熟地,牛膝,杜仲,秦艽,白芍,细辛,人参,茯苓,当归,防风,甘草,生姜)加减。

处方:独活 12 g,桑寄生 30 g,茯苓 20 g,桂枝 15 g,白芍 15 g,熟地 15 g,当归 12 g,白术 15 g,防风 15 g,细辛 6 g,牛膝 15 g,杜仲 15 g,续断 15 g,秦艽 12 g,党参 20 g。

临症加减:

若舌质黯红或有瘀点、瘀斑者,加桃仁 10 g、红花 10 g 等,以活血化瘀。

若手足筋脉拘急者,加木瓜 12 g、伸筋草 15 g 等,以舒筋活络。

6. 气血亏虚

症状:见肢体关节酸痛,肌肤麻木不仁,入夜尤甚,活动后疼痛减轻,伴有神疲乏力,面色少华,头晕耳鸣,心悸气短,自汗,舌质淡,舌苔薄白,脉象沉细弱等。

治疗:宜益气补血,活血通络。

方剂:用黄芪桂枝五物汤(黄芪,桂枝,芍药,甘草,生姜,大枣)加减。

处方:黄芪 30 g,桂枝 12 g,白芍 15 g,熟地 15 g,生姜 3 片,大枣 10 枚,当归 12 g,牛膝 15 g,鸡血藤 30 g,党参 20 g,白术 15 g,茯苓 20 g,炙甘草 6 g。

临症加减:

若血虚明显,面色萎黄、唇甲淡白者,加阿胶 15 g(烊服)、紫河车 15 g 等,以补益精血。

若痹久肢体麻木不仁者,加乌梢蛇 12 g、地龙 12 g 等,以搜风通络。

治疗用药心得:

1. 扶正与祛邪

类风湿性关节炎(RA)在整体上表现为气血、肝肾不足,在关节局部又多表现为湿痰瘀痹阻,因此其治疗总的原则宜扶正祛邪,标本兼顾。如何做到扶正不留邪、祛邪而不伤正,这是提高疗效的关键。通过察舌、切脉,结合全身与局部的情况有助判断虚实的多寡,决定攻补的尺度。原则上类风湿性关节炎(RA)活动期,虽正虚亦不能过补,否则易留邪而使病情难以缓解,此时若见脉弱、气羸者,可选用健脾补气药,如北芪、党参、太子参等。

(1)扶正为主,兼以祛邪

①主要见于舌质淡或淡黯、舌苔薄白者。

如见消瘦、少气乏力、面色无华、胃纳少、关节肿大变形,甚至肢体浮肿、脉象细弱等症,为脾胃虚弱,运化无力,气血亏虚,当以补中气以运四旁,宜补中益气汤(黄芪,白术,陈皮,升麻,柴胡,人参,甘草,当归,生姜,大枣)或黄芪桂枝五物汤加减。

如见体虚易感冒者,以益气固表,予玉屏风散(黄芪,防风,白术)加味。

如见腰膝酸软、关节肿痛不甚,或伴头晕耳鸣、夜尿频数、小便清长、脉象沉等症,为肝肾不足,治宜补肝肾,强筋骨,佐以祛瘀通络,予独活寄生汤加减。

②舌质红或黯红,舌苔少或剥苔者,以滋补肾阴,化湿通络为治法,可予六味地黄汤(地黄,山萸肉,山药,茯苓,丹皮,泽泻)加味。

若见口干咽燥、苔根黄腻等症,宜养阴清热,燥湿通络,用知柏地黄汤(六味地黄加知母,黄柏)加味。

若见耳鸣头晕、目赤口苦等症,宜清养肝肾,佐以填精和络,以杞菊地黄丸(六味地黄,加枸杞子,菊花)加味。

(2)祛邪为主,兼顾阴阳气血:用于舌质偏淡或淡红、舌苔厚者。

如见关节肿痛、晨僵、屈伸不利,舌苔白、脉象弦细等症,宜祛风除湿,通阳和营,用桂枝芍药知母汤化裁。

如见舌苔黄等症,宜清热燥湿,上方合二妙丸(苍术,黄柏)化裁。

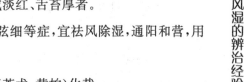

如见舌淡黯、舌苔白厚,关节肿痛畏寒,脉象弦细或沉紧等症,宜散寒除湿,益气固表,用乌头汤加减。

若伴咳嗽气喘、关节肿胀,或肢体浮肿、形体壮实、脉象弦等症,宜宣肺散寒,除湿通络,予麻杏苡甘汤(麻黄,杏仁,苡仁,甘草)加味。

(3)祛邪为主:用于舌质红、红绛或黯红,关节局部红肿热痛,晨僵明显,无论舌苔厚薄者。

若见舌苔黄厚者,为湿热俱盛,宜清热祛湿,凉血通络,以四妙丸加味。

若见中、高度发热,口干渴饮,脉象弦数,舌苔不厚者,为热重于湿,宜清泄阳明经热,以白虎加桂枝汤(石膏,知母,甘草,粳米,桂枝)加味。

若见低、中度发热,或往来寒热,伴口苦、咽干、目眩,或胸胁苦满,脉象细数或弦细者,宜和解少阳,用小柴胡汤(柴胡,黄芩,半夏,生姜,甘草,大枣)加减化裁。

2. 祛湿与祛瘀

风寒湿邪是导致类风湿性关节炎(RA)不可缺少的因素,其中以湿邪为寇首。湿性阴柔,重浊黏滞,最易留滞经络、关节、肌肉,痹阻气血,久则湿聚为痰,痰湿胶着,气血停滞而成瘀。无湿则无痰,无痰则少瘀,故除湿为治疗之第一要务,理应贯彻本病治疗的始终。祛湿药的使用,宜以淡渗利湿为主,如茯苓、薏苡仁、泽泻、萆薢、茵陈蒿等,当慎用辛燥之品,因辛燥走窜之品易燥伤筋脉,以致湿虽去而津亦伤,不利于关节功能的恢复。

在化瘀药物的使用上,少用破血逐瘀之峻剂,一般选用活血化瘀之缓品,取"宿邪宜缓攻"之意,常用的有当归、川芎、丹参、姜黄、赤芍、丹皮、三七、泽兰、乳香、没药、鸡血藤、益母草、桃仁、川红花等。

病久关节肿胀不消、反复疼痛者,多为湿痰瘀深入筋骨关节,难以祛除。此时可选用虫类搜风剔络之品,如全蝎、蜈蚣、僵蚕、地龙、乌梢蛇、穿山甲、露蜂房等。叶天士云:虫蚁之类有"迅速飞走之灵,俾飞者升,走者降,血无凝者,气可宣通";"搜剔经络之风寒痰瘀莫如虫类"。但虫类药物多有毒,多服久服,易破气耗血,故临证选用宜1~2味,不宜繁杂、过量。大毒治病,衰其大半则已,用之有效,应适可而止。可配以黄芪、党参等补气药,助其搜剔逐邪,配以玉竹、怀山药之类防其伤阴,相互配合彰显疗效。

3. 顾护脾胃

"脾健湿邪可去,气旺顽麻自除"。然而类风湿性关节炎(RA)患者在治疗过程中往往出现胃脘胀痛不适、嗳气恶心、食欲减退,甚至大便隐血等消化道症状。究其原因,或为久服损脾伤胃之药,如非甾体抗炎药、糖皮质激素、雷公藤、苦寒攻伐的中药等,损伤中阳,调补脾胃不仅可以改善患者的全身情况,同时也可以明显减轻一些抗风湿药对胃肠道的副作用,使患者能够坚持服药治疗。或因病势缠绵,气血暗耗,情志不遂,肝郁脾虚;或调摄不当,误补多忌,造成脾胃功能受损。脾胃为后天之本、气血生化之源,肾之精气、肝之阴血均有赖于水谷精微的不断腐熟化生和充养。脾胃健,气血旺,一者气血畅行,营卫调和,邪无所附;二者肝肾精血充盛,筋骨关节得以滋养强壮。若脾胃受损,则药、食皆拒而不纳,故顾护脾胃,不容忽视。临证之时,当问饮食、二便情况,谨察胃气之盛衰;处方之时,即使无明显的消化道症状,亦当加用化湿开胃、制酸止痛之药,如砂仁、乌贼骨等。

若一旦出现脾胃受损的症状,即应以顾护脾胃为主,如见脘闷纳差,恶心腹胀,大便或结或溏,气少倦怠,舌质淡、舌苔薄白,脉象细等脾气虚弱者,可予四君子汤(人参,茯苓,白术,甘草)加味。

若胃脘嘈杂易饥,舌边红、舌苔少,脉象弦细或细数等,属胃阴虚者,可用麦门冬汤(麦门冬,半夏,人参,甘草,粳米,大枣)加减。

若胃脘痞闷不适,食不消化,恶心嗳气,面色少华,大便或溏或硬,舌胖淡红、舌苔薄黄等,为脾虚胃热、寒热错杂,可用半夏泻心汤(半夏,黄芩,黄连,甘草,干姜,大枣)加减。

如见脘闷不舒、胸闷嗳气、精神抑郁、月经量少等,属肝郁脾虚者,可用逍遥散(当归,白芍,柴胡,茯苓,白术,甘草,生姜,薄荷,大枣)加减。

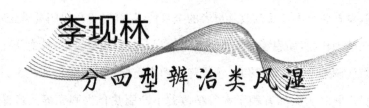

李现林
分四型辨治类风湿

李现林医师(河南中医学院第一附属医院,邮编:450000)分四型辨治类风湿性关节炎。

1. 湿热痹阻型

主要症状:见四肢关节肿胀疼痛,肿痛处皮温较高,皮色发红,疼痛较剧,皮下多有风湿结节,或呈红斑。可伴有发热、口干、烦闷不安等,舌质红,舌苔黄腻或白腻,脉弦滑或濡数。本型在类风湿性关节炎中占大多数,多由湿热之邪外袭,或感受寒湿,日久化热,湿热相搏,痹阻经络所致。

治法:宜清热利湿,通络止痛。

方药:用加减木防己汤(防己,石膏,桂枝,人参)加减。此方为吴鞠通治疗热痹之方,用于治疗湿热型类风湿性关节炎有良效。

处方:防己 15 g,薏苡仁 30 g,生石膏 30 g,木通 10 g,黄柏 10 g,海桐皮 10 g,桂枝 6 g,独活 15 g。水煎服,每日 1 剂。

方解:方中防己苦寒通利经络之湿邪;黄柏、木通苦寒清利湿热;薏苡仁甘淡,主治湿热挛痹;生石膏清热;桂枝通血脉,调营卫,可化血脉中湿浊之气;海桐皮、独活可祛湿通络止痛。

临症加减:应根据舌苔、脉症,辨清湿热所偏,若热重于湿者,酌加金银花、连翘等;湿重于热者,加茯苓、泽泻等。疾病后期,酌加全蝎、蜈蚣等虫类药,以增强祛风通络镇痛的作用。

2. 寒湿痹阻型

主要症状:见发病缓慢,肢体关节肿胀、疼痛、变形,局部不红不热,怕冷恶风,天气变化时疼痛加重,晨僵时间较长,舌质淡,舌苔薄白或白腻,脉沉弦。

治法:宜温经散寒,除湿通络。

方药:用乌头汤(乌头,麻黄,芍药,黄芪,甘草,蜜)加减。

处方:制川乌10 g,制草乌10 g,黄芪30 g,麻黄10 g,白芍15 g,寻骨风15 g,独活15 g。水煎服,每日1剂。

方解:方中川乌、草乌辛热发散,为温经散寒、通络定痛之主药,川乌力缓而效持久,草乌效速而不耐久,二者并用则见效速且持久;麻黄发汗宣痹;白芍、甘草缓急舒筋,并可解乌头之毒;黄芪益气固表,既可助乌头、麻黄以温经止痛,又可防止麻黄过于发散;加寻骨风、独活以增强祛风除湿通痹之力。

临症加减:如疼痛甚者乌头可用至15 g,但需先煎1小时,以降低其毒性,并可酌加姜黄、老鹳草以增强通络止痛之力。

3. 瘀血痹阻型

主要症状:见痹病日久,指、趾小关节变形,痛如锥刺,病变可累及腕、肘、踝、膝等大关节,面色晦黯,舌质黯或有瘀点,脉沉涩。

治法:宜活血逐瘀,祛湿通络。

方药:用身痛逐瘀汤(秦艽,香附,羌活,川芎,没药,地龙,五灵脂,牛膝,当归,桃仁,红花,甘草)加减。本型因病变日久,瘀血与寒湿之邪互相盘踞,胶着难祛,一般方药很难取效,而身痛逐瘀汤中将大量活血逐瘀药与少量的祛风胜湿药巧妙组方,意在血行则可祛瘀,瘀祛则寒湿等邪也随之而散。

处方:桃仁10 g,红花10 g,当归10 g,川芎10 g,没药10 g,五灵脂6 g,香附10 g,地龙10 g,秦艽10 g,羌活10 g,制南星10 g,川牛膝10 g,甘草10 g。水煎服,每日1剂。

临症加减:若疼痛剧烈,可加用全蝎、蜈蚣、露蜂房等药,以增强祛风止痛的作用。

4. 肝肾亏虚型

主要症状:见病程日久,关节疼痛变形,功能活动障碍,乏力膝软,自汗恶风,舌质淡或黯,舌苔薄白,脉沉细弱。

治法:宜补益肝肾,祛湿止痛。

方药:独活寄生汤(独活,寄生,秦艽,防风,细辛,地黄,白芍,当归,川芎,桂心,茯苓,白术,牛膝,人参,甘草)加减。

处方:独活 20 g,桑寄生 15 g,杜仲 15 g,川牛膝 10 g,细辛 3 g,秦艽 12 g,茯苓 10 g,桂枝 10 g,防风 10 g,川芎 10 g,当归 10 g,白芍 10 g,生地黄 10 g,人参 6 g,附子 10 g,穿山龙 10 g,甘草 6 g。水煎服,每日 1 剂。

临症加减:如偏于肾阳虚者,加巴戟天、淫羊藿等;如偏于肾阴虚者,加枸杞子、山茱萸、黄精等;如病久气血亏耗者,加黄芪、白术等,黄芪常用 30～40 g,气为血之帅,气行血也行,气血通利,痹痛可蠲。

连片连线按摩治疗风湿类风湿(三)

(7)四肢交替按摩:仰卧床上(冬天侧卧在被窝里),提右腿用足心(涌泉)从左膝盖骨上往下抹擦(足三里、丰隆、解溪等)至足趾端;同时用右手心(劳宫)从左肩往下抹擦(手三里、阳溪等)至手指端。右手右脚上下动作协调一致、同时往下抹擦为一下,再换左手左脚抹擦右膀右腿一下,四肢交替按摩各 25 下。主治:肩、臂、肘、腕骨关节炎,腿膝足疼痛,膝关节炎等。

(8)双手交替按摩胸肚腹:穿内衣,仰卧或坐床上(冬天睡被窝里),先用右手掌从右胁肋经两乳之间推向左侧胸脯往下肚腹、顺时针方向抹摩转大圆圈;再用左手从左胁肋经两乳之间推向右侧胸脯往下沿肚腹逆时针方向抹摩转大圆圈。右手从左边下去右边上来,左手从右边下去左边上来,自成圆形,两手交替,各往不同方向抹摩转大圆圈各 50 下。主治:胸膜炎、胁肋痛、盆腔炎、肋间神经痛等。

王衍全

三型辨治类风湿

王衍全教授（河南中医学院，邮编：450008）早年毕业于北京中医学院（现北京中医药大学），师从著名骨伤科专家刘寿山，现为河南中医学院骨伤学科带头人，硕士研究生导师。在其近40年的临床中积累了丰富的临床经验。

王衍全教授认为类风湿性关节炎多伴瘀热为患，体虚与邪热二者密切相关，故将其分为热邪炽盛、痰热瘀阻、寒热错杂3种类型。

1. 热邪炽盛型

病因病机：多为素体阴虚或阳盛之体，感受风寒湿邪化热，或由于患病日久，耗气伤阴，又复感外邪，湿热交蒸，邪热瘀阻经脉，滞于关节肌肉所致。由于本型的特点为阴虚阳亢，湿热交蒸，邪热炽盛。

临床表现：除具有主症表现外，关节常有灼热感，而不表现为关节发凉或遇冷加重。全身症状常表现为发热，口干而渴，或手足心热或潮热自汗盗汗，若热灼胃肠则还可表现为食少、便秘、消瘦，舌质红，舌苔薄白或薄黄，脉多滑数、弦大，或数等。

治法：清热解毒，养阴通痹。

方药：白虎加桂汤（生石膏，知母，桂枝，甘草，粳米）合四妙勇安汤（元参，当归，银花，甘草）加味。基本方药物组成：生石膏30 g，知母12 g，桂枝10 g，金银花30 g，当归10 g，玄参15 g，赤芍15 g，牡丹皮15 g，虎杖30 g，稀莶草30 g，川芎10 g，秦艽10 g，海桐皮10 g，黄柏10 g。

【病案举例1】

田某，男，38岁，职员，2001年4月26日就诊。患者双手指间关节肿胀疼痛、晨僵，早晨握拳困难3月余，并伴有肩肘部酸痛。述4个月前因冒雨外感，自觉全身乏力酸痛,曾服用治疗外感药物效果不佳,现全身酸痛好转,但双手指间关节肿胀疼痛,关节有灼热感,晨起握拳困难,全身乏力,午后尤甚,自汗、口干而渴,便秘,手心发热。既往素有内热、便秘。查体:双手指间关节肿胀压痛,尤以第2、第3、第4指为甚,第2、第3、第4掌指关节腱鞘部压痛明显,右侧肩肘关节亦有压痛。体温37.5℃,血沉46 mm/h,类风湿因子(+),舌质红,舌苔薄黄,脉象弦滑稍数。

诊断:类风湿性关节炎(热邪炽盛型)。

辨证分析:患者素体阴虚内热,复因外感风寒湿邪,邪瘀化热,闭阻经脉,滞于关节肌肉,故关节肿胀疼痛。热邪炽盛,耗气伤阴,气阴两虚,故见全身乏力、自汗、手心发热、口干、便秘等症。

治法:清热解毒,养阴通痹。

方药:黄芪30 g,生石膏30 g,知母12 g,桂枝10 g,金银花30 g,玄参15 g,赤芍15 g,白芍15 g,牡丹皮15 g,虎杖30 g,豨莶草30 g,川芎10 g,秦艽10 g,柴胡10 g,青蒿15 g,甘草10 g。10剂,水煎服,每日1剂。

二诊:服上方10剂后,关节疼痛及口渴等诸症好转,低热已退,但仍觉手胀不适。查舌苔薄白,脉细滑。上方去柴胡、青蒿、牡丹皮,先后加当归、生地黄、萆薢、海桐皮、木瓜等。

连服30余剂而愈。

【按语】方中以白虎加桂、四妙勇安为主方,加牡丹皮、赤芍、秦艽、柴胡、青蒿不但可清热解毒、凉血活血,而且又可养阴生津,清解半表半里之邪热,合黄芪益气固表,桂枝合白芍一收一散、调和营卫,虎杖、豨莶草、海桐皮、萆薢、川芎等祛风除湿、活血通络。全方共奏清热、活络、除痹的功效。

2. 痰热瘀阻型

病因病机:多为风寒湿热所感,或为七情饮食所伤,以致气逆湿浊,痰热内生,痰浊流注关节肌肉,闭阻经脉而发为本病。

临床表现:除具有主症表现外,全身症状常表现为全身倦怠乏力,口干不饮,或眼睑浮肿,或心悸气短,或潮热自汗盗汗等,舌苔多白腻或黄腻,脉象多沉滑或濡数。

治法:清热健脾祛痰,利湿宣痹通络。

方药:用导痰汤(陈皮,半夏,茯苓,甘草,制南星,枳实)加减。基本方药物组成:黄芪30 g,制南星10 g,天竺黄10 g,茯苓10 g,清半夏10 g,陈皮10 g,豨莶草30 g,白花蛇舌草30 g,川芎10 g,地龙15 g,萆薢30 g,知母12 g,黄柏10 g,苍术10 g。

【病案举例2】

刘某,女,56岁,纺织工人。患类风湿性关节炎10余年,双手掌指关节变形,全身各关节疼痛8年余。近半年来加重,尤以双髋及双膝关节疼痛为甚,生活不能自理。现自觉关节肿胀疼痛难忍,局部灼热,精神倦怠,全身乏力,双下肢重着,口干不欲饮,舌苔白厚而腻,脉象沉滑。局部检查:可见双腕及双手指间关节肿胀变形,呈典型梭状指。双髋关节明显压痛,功能活动明显受限,双膝关节肿胀压痛,屈伸功能活动障碍。X线片显示:双膝关节间隙变窄,关节边缘可见骨质增生影像,双腕关节间隙消失,掌指关节及指间关节间隙变窄。实验室检查:血沉84 mm/h,类风湿因子(+)。

诊断:类风湿性关节炎(痰热瘀阻型)。

辨证分析:患者病久体虚,脾失健运则痰浊内生,故可见双下肢重着,舌苔白腻,脉象沉滑等症。痰浊流注关节,闭阻经脉,瘀而化热,故可见关节疼痛灼热。

治法:健脾祛痰,利湿宣痹。

方药:黄芪30 g,制南星10 g,天竺黄10 g,茯苓10 g,清半夏10 g,陈皮10 g,豨莶草30 g,白花蛇舌草30 g,地龙15 g,萆薢30 g,川芎15 g,细辛3 g,路路通10 g,知母12 g,黄柏10 g,川牛膝12 g,炒苍术10 g。10剂,水煎服,每日1剂。

二诊:服上方10剂,关节疼痛等诸症好转,膝关节肿胀消退,精神好转。

上方加减1月余,已能下地行走,生活基本能自理。后以上方为基础制丸药,服半年余血沉降至15 mm/h,病情稳定,基本痊愈。

【按语】本方由导痰汤加减而成,以半夏燥湿化痰,南星、天竺黄清热化痰,治实痰实火之壅闭;陈皮顺气开痞,佐以茯苓健脾渗湿;白花蛇舌草清热解毒,利湿消肿,知母、苍术、黄柏清热燥湿。诸药共奏清热健脾祛痰、利湿宣痹通络之功效。

3. 寒热错杂型

病因病机:多由于坐卧湿地、露卧贪凉、以水为事,风寒湿邪三气杂合侵袭人体,着于关节筋肉,邪瘀日久化热,发为本型。

临床表现:寒热互见,口干而渴,除具有RA的主症外常表现为局部关节恶风、怕凉,遇冷加重。但又表现为关节内发热,全身症状多以内热或湿热较盛为特点,表现为咽干,喜冷饮或口干不渴,便秘或大便不爽。舌质红,脉象细数或滑数。

治法:当寒热并举,既须温经通络、散风除湿,又当清热导痰或养阴清热。

方药:桂枝芍药知母汤(桂枝,芍药,知母,白术,附子,麻黄,防风,甘草,生姜)合小

第一部分　名中医对于风湿类风湿的辨治经验

活络丹(川乌,草乌,川芎,地龙,制胆南星,乳香,没药)加减。基本方药物组成:桂枝10 g,芍药10 g,知母12 g,甘草10 g,川乌10 g,草乌10 g,地龙12 g,制胆南星10 g,乳香6 g,没药6 g,炒苍术10 g,黄柏10 g。

【病案举例3】

吴某,男,45岁,建筑工人。长期户外作业,患类风湿性关节炎多年,全身多关节呈游走性疼痛,部分关节时有肿胀,灼热感,伴晨僵30分钟。严重时持物、行走困难。近1个月来症状加重,并出现汗出恶风,怕冷,遇凉加重,咽干,全身乏力,胃纳欠佳,舌质红,舌苔薄黄,脉细稍数。局部检查:双手近端指间关节、双手掌指关节、腕关节、肘关节、双踝关节、跖趾关节压痛,双膝关节轻度肿胀,活动受限,跛行。体温37 ℃,实验室检查:类风湿因子(+),血沉48 mm/h。

诊断:类风湿性关节炎(寒热错杂型)。

辨证分析:患者为建筑工人,经受风雨侵袭已久,以致风寒湿邪客于经络,经气痹阻,不通则痛。气血运行不畅,痹邪日久化热,以致局部肿胀炽热,舌苔薄黄、脉细数皆邪热之象,然患者又汗出恶风,怕冷,遇凉加重,体虚邪实为病之根本。

治法:温经通络,祛风除湿。

方药:黄芪30 g,桂枝10 g,芍药10 g,知母10 g,生地黄12 g,白术10 g,防风15 g,制川乌10 g(先煎),草乌10 g(先煎),地龙12 g,天南星10 g,陈皮10 g,甘草6 g,乳香6 g,没药6 g,白花蛇舌草20 g,赤芍15 g,细辛3 g。10剂,水煎服,每日1剂。

二诊:服上方10剂后,关节疼痛已减,部分关节肿胀减轻,口干减轻,胃纳改善,仍觉怕冷,神疲乏力,原方加黄芪30 g,再服10剂。

三诊:关节疼痛减轻,各关节肿胀消退,胃纳可,精神好转。

后原方加减2月余,患者诸症消退。

【按语】本方为桂枝芍药知母汤合小活络丹加减而成,以桂枝、细辛祛风温阳,白术、防风祛风除湿,知母、芍药清热养阴,陈皮、甘草调胃和中,并以川、草乌祛风除湿,温通经络,乳香、没药行气活血,地龙通经活络,白花蛇舌草清热消肿,全方共收祛风除湿、温经通络、清热消肿之功。

陈昆山

分三期辨治尪痹

陈昆山教授(江西中医学院,邮编:330006)根据长期经验,将类风湿性关节炎分为初、中、后期3个阶段辨治。陈昆山教授强调,辨证论治是中医活的灵魂。临床上,一般先找出主要矛盾,然后通过辨证论治拟定治法思路,再沿既定思路选药组方。

1. 初期

此期临床表现分为下述4证,但实际症情多,且各证参差兼夹,故治疗时应详审细辨,宜一人一方。其共同之处,均为邪气初袭经络,正气尚实,急以祛邪为务,以"通"为旨,或泄其热,或祛其风,或散其寒,或化其湿。又多顾及血分,行血和血俾助经脉通达,使邪无所客,疾自消失。

(1)热偏胜证

主要症状:关节灼热、红肿疼痛,喜凉恶热,口渴欲饮,心烦,小便黄,舌质红,舌苔薄黄少津,脉象数或兼洪滑之象等。

基本方药:肿节风、忍冬藤、汉防己、络石藤、秦艽、桑枝、木通、生地、丹皮、赤芍、知母等。

方解:方中以清热通痹之肿节风、忍冬藤等,与凉血、散瘀之生地、丹皮等相伍,以通热痹。

(2)风偏胜证

主要症状:关节疼痛游走不定,此发彼止,关节恶风,或全身恶风,汗出,脉象弦或兼浮象等。

基本方药:防风、羌活、独活、海风藤、徐长卿、威灵仙、当归、川芎、生地、鸡血藤等。

方解:方中以祛风定痛之防风、羌活等,与养血活血之当归、川芎等相伍,以通风痹。

加减:如表虚恶风汗出者,加黄芪、桂枝等以实表。

(3)寒偏胜证

主要症状:关节剧痛、拘急、屈伸不利,肢冷畏寒,舌质淡胖,舌苔薄白,脉象沉迟或细等。

基本方药:麻黄、附子、细辛、桂枝、白术、乳香、没药、独活、当归、白芍、炙甘草等。

方解:方中以温阳散寒之麻黄、附子等,与活血止痛之乳香、没药、当归等相伍,以通寒痹。

(4)湿偏胜证

主要症状:关节沉重、麻木,逢阴雨天加重,一身困重不适,舌苔厚腻,脉象濡或滑等。

基本方药:苡仁、蚕沙、茯苓、泽泻、木通、苍术、木瓜、羌活、独活、防己、秦艽等。

2. 中期

尪痹初期,调治及时得当,多能治愈。如果失治,则进入中期。此期临床表现分证可参照前面四证,但主要矛盾是邪气深伏、盘踞筋骨与正气亏损之间的矛盾。

(1)久病入络必瘀

病因病机:尪痹日久,邪气由经入络。风寒湿邪壅遏于此,不得贯通达散,尤难涤除,故痹痛反复发作,绵绵难已。络脉为血之所灌,络气不伸,瘀浊内停。

主要症状:关节刺痛,血脉迂曲,肌肤甲错等。

(2)痰瘀互结筋骨

病因病机:寒湿为阴邪,得风载行,节节深入,内舍筋骨。邪客则正气不伸,肝血肾精不荣筋骨,湿聚寒凝成痰,血滞为瘀,痰瘀胶结于筋骨。

主要症状:关节肿大畸形,屈伸不利等。

(3)正气亏虚

病因病机:正常人体营卫相贯,血气流通,肝肾精血外荣筋骨,自不生痹。若因正气素亏,或因邪久伤正,正气无力运通,邪气方得流连深入。按临床特点分为3型:①营卫两虚。腠理疏松,邪气得乘。②气血亏损。经络、血脉滞涩,邪气得留。③肝肾不足。筋骨不振,邪气得以深入。

尪痹中期治疗仍应抓住攻邪透邪时机。但攻邪须以正气充沛为后盾,故在这一阶段以攻补兼施为基本治疗原则。此期是尪痹治疗的关键阶段,若治疗得法,患者坚持服药,大多能控制病情发展,接近痊愈,否则迁延日久,反复加重。具体治疗用药有以下特点:

(1)喜用藤类药:藤类植物多是祛风湿良药,且有引诸药入筋脉之妙。代表药如忍冬藤、伸筋草、海风藤等。

(2)喜用蛇类、虫类药:虫类药以搜剔见长,直捣邪窟。代表药如土鳖虫、全蝎、露蜂房等。土鳖虫善去关节经络间恶血;全蝎善使经络间风气外达;露蜂房专搜节络间伏匿风气,散结滞,达络气;蛇类药以走窜见长,人身中筋骨质密,邪不易透,此类药善能深入病所,达邪外出,代表药如小花蛇、乌梢蛇等。

(3)重视祛痰散结药:痰瘀阻结经络,是痹证中期症情发展的重要病机,故常须以开痰散结破瘀之品疏通血脉经络。常用药如胆南星、白芥子、马钱子、半夏等。此类药多具开通之性,劫夺藏邪之所。陈教授非常重视这类药物,自制"复方马钱子胶囊",配合汤药服用为治类风湿性关节炎良药。

(4)强调扶正药:根据尪痹中期正虚邪伏的病机特点,扶正药在其治疗中有重要地位。根据患者具体症情,而相应使用补气血药如黄芪、白术、当归、鸡血藤等;补益肝肾药如何首乌、枸杞、山茱萸等;补肾壮阳药如胡芦巴、肉苁蓉、补骨脂等;强筋壮骨药如杜仲、狗脊、豹骨、海马等。

(5)时时保护脾胃:尪痹用药,攻者多燥烈,补者多滋腻,均于胃气不利。脾胃伤则药力失托,患者也难以接受继续治疗。故治疗痹病方药应时时关照脾胃。方药除适当注意药量、配伍外,还应适当加入健脾养胃之,如山药、大枣、炙甘草、麦芽等。

(6)发挥中西药结合优势:根据类风湿性关节炎这一自身免疫系统疾病的病理特点,有时有计划地配合使用中、小剂量糖皮质激素,待取效后逐步减量。在早期使用激素过程中易产生阴虚燥热证候,宜用中药清热养阴润燥之品,如知母、生地、甘草等。在后期撤减激素过程中可见肾阳虚证候,可酌加补骨脂、仙灵脾、巴戟天等。如此中西药结合用药,未发现副作用,很少见病情反弹。

3. 后期

尪痹后期,痰瘀深伏筋骨,脏腑精气大亏,正虚矛盾更加突出。表现为关节肿大、畸形、僵硬固定,肌瘦皮槁,以至生活不能自理,治疗极为困难。此期辨证用药仍可参照中期进行,但疗程更长,预后更差。

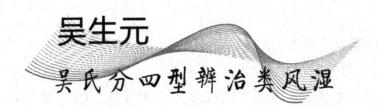

吴生元
吴氏分四型辨治类风湿

吴生元医师（云南省中医医院，邮编：650021）治疗类风湿性关节炎，将其分为风湿热痹型、风寒湿痹型、气血失调型、痰瘀闭阻型4型，采用中医辨证治疗本病，取得较好疗效。吴医师经过长期临床实践，认为虚邪、痰瘀是主要致病因素，因此要明辨寒热病性，重视相兼转化。

1. 风湿热痹型

主要症状：关节红肿灼热疼痛，屈伸不利，活动受限，得凉痛减，有重着感，晨僵，多有恶风发热，口渴或渴不欲饮，小便黄，大便不爽或不实，舌质红，舌苔腻或黄腻，脉象细数等。

治则：清热养阴，除湿通络。

代表方：用竹叶石膏汤加减（竹叶、石膏、生地、麦冬、人参、甘草、粳米、半夏）。

处方：沙参30 g，麦冬15 g，生石膏30 g，知母10 g，淡竹叶10 g，海桐皮10 g，海风藤10 g，透骨草10 g，防风15 g，怀牛膝15 g，淫羊藿15 g，薏苡仁15 g，大枣10 g，甘草10 g。

2. 风寒湿痹型

主要症状：周身关节疼痛剧烈，晨僵明显，关节屈伸不利，遇冷痛甚，得热痛减，常伴发热畏寒，出汗，舌质淡，舌苔薄白，脉象沉紧等。

治则：温散寒湿，祛风活络。

代表方：用黄芪防己汤（黄芪、防己、甘草、白术）加味。

处方：黄芪30 g，防己15 g，桂枝20 g，杭芍15 g，海风藤10 g，独活15 g，羌活10 g，生姜15 g，大枣10 g，甘草10 g。

临症加减:如偏于风者,加防风、秦艽等;如偏于寒者,加附片、川乌等;如偏于湿者,加香薷、苍术等;如寒热兼夹者,加知母、黄柏等。

3. 气血失调型

主要症状:肢体关节酸痛,或变形,肌肉萎缩,骨节烦疼,活动受限,筋脉拘急,常伴腰膝酸软无力,面色无华,眩晕,心悸,气短,食少便溏,舌质淡,舌苔薄白,脉象细弱等。

治则:调补气血,补肾通络。

代表方:用补中桂枝汤(桂枝、杭芍、生姜、大枣、甘草、黄芪、党参、白术、陈皮、炙升麻、柴胡、党参、当归)加味。

处方:黄芪 30 g,党参 30 g,白术 15 g,陈皮 10 g,炙升麻 10 g,柴胡 15 g,当归 20 g,细辛 8 g,川芎 5 g,桂枝 20 g,杭芍 15 g,巴戟天 15 g,生姜 15 g,大枣 10 g,甘草 10 g。

4. 痰瘀闭阻型

主要症状:关节肿胀变形,屈伸受限,痛处不移,肢体麻木,皮色紫黯,或有皮下结节,舌质黯红或有瘀斑、瘀点,舌苔薄白,脉象细涩等。

治则:活血化瘀,祛痰通络。

代表方:用补阳还五汤(黄芪、当归、赤芍、川芎、桃仁、红花、地黄、地龙)加味。

处方:黄芪 50 g,当归 30 g,赤芍 10 g,川芎 15 g,桃仁 10 g,红花 10 g,怀牛膝 15 g,淫羊藿 15 g,法夏 15 g,茯苓 15 g,丝瓜络 10 g,苏木 10 g,生姜 15 g,大枣 10 g,甘草 10 g。

在以上 4 型基本方中随证加减,如肩颈痛者,加葛根等;如上肢痛者,加羌活等;如下肢痛者,加怀牛膝、独活等;如腰痛者,加狗脊、续断等;如小关节痛者,加豨莶草、透骨草等;如四肢关节肿痛、屈伸困难者,加威灵仙、络石藤等,并配合苦参、黄柏汤局部熏洗。如胃脘不适者,加菖蒲、波蔻等。

吴生元医师喜用黄芪、淫羊藿、怀牛膝、川芎等药,黄芪既可双补脾肾,又能固卫实表,有邪祛邪,无邪扶正,较之人参等有补虚之功而无敛邪之弊。淫羊藿补肝肾,养精气,强壮肾督;怀牛膝活血祛瘀,补肾健骨;川芎活血化瘀,补气止痛,能抑制血管内皮细胞、平滑肌细胞的增长,从而抑制血管增生和新生血管形成,对阻止 RA 滑膜炎症的进展和骨质侵蚀可能起重要作用。补肝肾药能促进软骨与骨质的修复,增加骨密度。因此,活血补肾必在其中。

吴生元医师认为,RA 病程当中,风寒湿邪相因为患,纠缠不清,难以速去,辨证治疗时应抓主要矛盾,守法守方,而不宜频繁换方。少数患者初服中药,关节疼痛反而加重,是为服药后的正常反应,只要辨证准确,继续服药,疼痛就会逐渐减轻。

吴生元医师收集资料较完整的 72 例类风湿性关节炎病例,全部病例均符合 1987 年美国风湿病协会(ARA)类风湿性关节炎诊断标准。其中门诊患者 60 例、住院患者 12 例。女性 54 例,男性 18 例,年龄 25～29 岁 5 例、30～39 岁 13 例、40～49 岁 23 例、50～59 岁 21 例、60～69 岁 8 例,70 岁以上 2 例,平均(47.07±1.2)岁。病程 1 个月～20 年,平均(6.4±4.4)年。病情分期依据 1988 年全国中西医结合风湿类疾病学术会议拟定标准。早期 19 例,中期 35 例,晚期 18 例。72 例中,曾经用过雷公藤治疗的患者 26 例,用过皮质激素治疗的患者 28 例,用过消炎痛、芬必得、阿司匹林等非甾体类消炎止痛药的患者 67 例。出现胃脘不适、恶心、纳差、腹胀便溏、皮疹等不良反应而终止治疗者 9 例,月经紊乱者 3 例。

治疗方法:所有病例停用抗风湿类药物,应用皮质激素治疗者,采用递减剂量法撤停,撤停时间 1～2 个月;疼痛剧烈难忍者,临时加服非甾体类消炎止痛药。全部病例采用中医分型辨证治疗。2 个月 1 个疗程,治疗 2 个疗程。

72 例病例当中,首诊辨证为风湿热痹者 23 例,经过清热除湿治疗,热邪已清,湿邪难化,又表现出寒湿阻痹症状;首诊辨证风寒湿痹 38 例,温散寒湿治疗当中,寒湿未尽,郁久化热,形成风湿热痹者 17 例,中医治疗补偏救弊,寒湿为主温散寒湿,湿热为主清热除湿,根据病机转化,两法可对证交变使用,以致寒热协调,对于寒热错杂之证,必要时寒热并用。另外,从 72 例病例分析,首诊分型风寒湿痹型、风湿热痹型共 61 例,占 84.7%。从一个侧面反映了 RA 病人多重视活动期的治疗,少注重恢复期的治疗。阻止骨质破坏是 RA 治疗的关键及难点,而调补气血、补肾健脾、活血化瘀与祛风除湿、温阳散寒等同样具有重要作用。

疗效评定:根据中华人民共和国卫生部 1993 年颁布的《中药新药临床研究指导原则》对 RA 疗效评判标准,分为①临床治愈,症状全部消失,功能活动恢复正常,主要理化检查指标正常。②显效,全部症状消除或主要症状消除,关节功能基本恢复,能参加正常工作或劳动,理化检查指标基本正常。③有效,主要症状基本消除,主要关节功能基本恢复,或有显著进步,生活不能自理转为能够自理,或者失去工作能力和劳动能力转为工作、劳动能力有所恢复,主要理化指标接近正常。④无效,治疗前后比较,各方面均无进步。

治疗结果:临床治愈 4 例,显效 24 例,好转 36 例,无效 8 例,总有效率 88.9%。治疗期间,有 3 例出现胃脘不适,但未影响继续服药治疗。

擦胸提高免疫力

现代医学认为,处于胸骨后面、纵隔前方的胸腺,是一个主宰免疫系统的组织。这对颜色灰红、质地柔软的长梭状腺体,能随人的生长发育成倍增长,尤其在性成熟时达到顶峰,重量可达 35 g。这时,胸腺分泌的激素达到顶峰,并因此增强免疫功能,对人体抗感染、防癌及延缓衰老有重要作用。但是,胸腺在性成熟后不久便会停止发育,并逐渐萎缩——这种状况会一直持续到老年——其重量会减少到比刚出生时还小。在这一生理变化过程中,人的免疫功能亦随之下降,会经常感到疲劳,易患感染性疾病。同时,患癌症的几率也随之增加。

研究表明,对胸部进行摩擦,可使局部经络气血借助外力作用逐渐通畅,并通过经络传输全身,这样人就会疲劳渐消而轻松起来。经常摩擦胸部,通过外力对胸腺产生良性刺激,从而促进胸腺功能,提高人的免疫能力。

擦胸的方法是:先将双手摩擦至发热,用手掌从上到下,从左到右地对胸部剑突处至颈下区进行摩擦,至皮肤微红,有轻微热感为止。但须注意,用力要轻柔均匀,以防擦伤皮肤。如此早、晚各 1 次,坚持进行,便会收到强身健体的效果。

周承明

三期三段治类风湿

周承明主任医师（湖北省洪湖市中医医院，邮编：433200）专攻痹证治疗30余载，在祖传秘方的基础上，努力钻研，不断创新，在治疗类风湿性关节炎方面，在充分吸收前人成果的同时，增加了一些新见解，积累了一些新的经验，尤有独到之处，施于患者疗效显著，为类风湿性关节炎的治疗开扩了新的视野。

雷公藤是治疗类风湿性关节炎不可多得的一味良药，当今已在全国各地普遍应用，受到医学界同仁的广泛重视。周主任在20世纪70年代初，即首创用雷公藤全根（包括根芯与根皮）煎剂内服治疗类风湿性关节炎，并获得湖北省科技成果进步二等奖。通过多年临床观察，周主任认为雷公藤全根同时入药，有其独到优点。雷公藤全根芯阴而皮阳，性平而不燥，其祛风散寒、通络止痛、清热除湿消肿作用可靠，故可佐于类风湿性关节炎各期、各型患者治疗方药中，使诸方祛邪之力更强。

周主任在治疗类风湿性关节炎时，在早、中、晚三期各有偏重，施治大法不同，但始终强调正气，在治疗中无不以保护正气为虑。祛邪固然重要，若邪不去，则正难安，但要注意祛邪不忘扶正，内治外治相互为用。

1. 病变早期

病因病机及症状：类风湿性关节炎往往起病突然而病势缠绵，早期以周身关节疼痛、肿胀、晨僵、功能障碍为主症。但发现病发之前往往有劳累、情绪低落、大病久病等病因存在，正所谓"邪之所凑，其气必虚"，故类风湿性关节炎发病早期即有正气不足之虞。

治疗大法：祛风散寒，清热祛湿，逐瘀化痰，通络止痛，且不必拘泥于"闭门留寇"之说，宜祛邪扶正，两相兼顾，可在运用祛风散寒、清热祛湿等治疗大法的基础上，大胆运用补养气血之品。气血充而五脏六腑有所养,可防风、寒、湿、热之邪"内舍于其合也",亦可减少"凝痰夹瘀"之患。扶正与祛邪两相兼顾,邪去正安,类风湿性关节炎早期病变即时控制,且可多年不再复发。

方药:在祛邪方面擅用经方,认为经方药简而意深,药专而力宏。如祛风散寒除湿喜用乌头汤(乌头,麻黄,芍药,黄芪,甘草,蜜)化裁。

清热祛湿喜用白虎汤(石膏,知母,甘草,粳米)增减。

散寒清热喜用桂枝芍药知母汤(桂枝,芍药,知母,白术,附子,麻黄,防风,甘草,生姜)化裁。

补养气血选用四君子汤(人参,茯苓,白术,甘草)、四物汤(当归,芍药,地黄,川芎)等。

【病案举例】

席某,男,35岁,于1997年1月求治。患者以双手指、腕、肩、膝、踝关节肿胀疼痛,功能障碍4个月收治入院。症见:晨僵,关节痛处发热,身困乏力,口干,饮食难,夜难入寐,二便尚调,舌质红,舌苔微黄而腻。查 ESR 65 mm/h,RF(+)1/160。西医诊断:类风湿性关节炎(早期);中医诊断:痹证(湿热偏胜型)。治拟清热祛湿,兼以益气养血。方用白虎汤合八珍汤加减化裁:石膏 60 g,知母 15 g,当归 15 g,薏苡仁 15 g,茯苓 15 g,桑枝 10 g,羌活 10 g,独活 10 g,川芎 10 g,路路通 12 g,党参 12 g,雷公藤 6 g,甘草 6 g。上药以水 500 ml,煎取 300 ml,分早晚 2 次口服。服上方 3 剂。

二诊:药后关节疼痛、肿胀明显减轻,痛处发热亦退,身困乏力消除,饮食增加,舌脉同前。上方去石膏,加土茯苓 20 g。服 15 剂。

三诊:关节肿胀疼痛消除,一般情况均可,舌淡红,舌苔薄白,脉象稍弦。继服上方,嘱其回家连服 1 个月。

后来信诉病情稳定。

2. 病变中期

病因病机及症状:患者除关节肿胀疼痛、晨僵外,功能障碍尤其明显。X线片多提示:骨质疏松、关节间隙变窄。此类患者除因失治、误治外,更重要的原因有二:一是患者多素体肾精不足,肝肾同源,肝亦失养,患者筋骨虚弱,外邪易于停留筋骨之间,正不足则邪难去也;二因患者感受湿邪较重,湿性黏腻重着而留恋于关节肌肉、筋脉之间,外邪久难祛除。因此正气受损,正不能胜邪,痹难除之也。类风湿性关节炎往往发展较快,不宜控制。

治疗大法:宜补益肝肾,并以发汗祛湿为要。"精不足者,补之以味"、"其有邪者,清形以为汗"(《素问·阴阳应象大论》)。

方药:肝肾不足者,每在祛风散寒、清热祛湿方中加用血肉有情之品,如鹿茸、鹿肉、鹿筋、海马、海龙之属,以强壮肾阳、增精添髓。

湿邪偏重者,周主任常用大剂量酒、姜等辛燥之品,佐在辨证方中。认为酒、姜之燥可祛湿,温可散寒,共用可开泄腠理,且理无形之阳,使湿邪从汗而解,共奏发汗除湿之效。

对不喜酒、姜之人,便自制苍术合剂治之。方中苍术辛温,温可燥湿,辛能开腠,使邪从汗出;更佐以蜂蜜健中益气,助汗驱邪,且可止肌中之痛,亦缓苍术燥烈之性,不使过汗伤正。肝肾不足与湿邪偏胜,可单独出现,亦常同时并有,医家须细察之。

【病案举例】

王某,女,31岁,于1998年12月来诊。患者以四肢大小关节肿胀疼痛3年收入院。症见:双手指、肘、膝关节功能障碍,晨僵,天气变化时疼痛加重,痛喜热敷,头昏耳鸣,夜寐多梦,腰膝酸软,饮食欠佳,二便尚调,舌质淡红,舌苔白腻,脉象弦细。每日服泼尼松30 mg。理化检查:ESR 55 mm/h,RF(＋)1/80。X线片提示:双手指关节、肘、膝关节骨质稀疏,关节间隙变窄。西医诊断:类风湿性关节炎(中期);中医诊断:痹证(寒湿偏胜,肾精不足)。拟用乌头汤合八味地黄丸(桂枝,熟附片,山茱萸,茯苓,熟地,山药,丹皮,泽泻)加减化裁:制川乌10 g,桂枝10 g,海马10 g,制乳香10 g,没药10 g,熟附片12 g,羌活12 g,独活12 g,川芎12 g,灵仙12 g,山茱萸12 g,雷公藤6 g,炙甘草6 g,蜈蚣2条,鹿茸5 g,茯苓15 g,当归15 g,熟地15 g。服上方5剂。

二诊:诸关节疼痛明显减轻,强的松减为20 mg/d。继服上方10剂。

三诊:药后,再减强的松量为10 mg/d,诸关节肿痛未见加重。继服上方20剂。

四诊:双手指、肘、膝关节疼痛肿胀基本控制,功能明显改善,强的松顺利撤减停药。复查ESR 20 mm/h,RF(＋)1/20。守原方去鹿茸,炼蜜为丸善后。

3. 病变后期

病因病机及症状:此期患者正气虚极,除关节肿胀、疼痛、晨僵外,多肌肉瘦削,关节僵直、畸形,生活不能自理。中医辨证属顽痹、痿证范畴。

治疗大法:患者晚期,不耐攻伐,因此邪气更难祛除,往往汤药难以尽愈其病。周主任通过多年临证经验,认为在培补正气方面药补不如食补,强调食补。在祛除邪气方面,多用局部外敷患病关节的方法,使药性自外而内,从毛孔而入腠理,通经贯络,攻而散之,提而出之,而不伤内脏之正,只祛局部之邪。两种方法在临床可交替使用。亦可用于早、中期患者施治过程中,内外合用,相得益彰。

食补:自创伸筋猪蹄汤、甲鱼姜、麻雀参等,以食补养,助正达邪。上述方中多用健脾和胃之品,脾胃运化正常,后天得充,正气得补。

外治:常用生川乌粉、生草乌粉醋调外敷,或细辛与米酒调敷。川、草乌可散寒止痛,醋可通行血脉;细辛散寒止痛,米酒行血消肿。

【病案举例】

那某,男,50岁,1998年4月来诊。患者以四肢大小关节肿胀疼痛、晨僵3年,抬行入院。入院时面色㿠白,全身肌肉瘦削,双肘、腕、膝关节活动明显受限,双手指关节尺侧偏且强直性改变,不欲饮食,夜不能寐,关节疼处喜热,生活完全不能自理,舌质淡红,舌苔白腻,脉象弦细。ESR 45 mm/h,RF(+)1/80。西医诊断:类风湿性关节炎(晚期);中医诊断:痹证(脾肾亏虚,痰瘀互结)。口服以独活寄生汤(独活,寄生,秦艽,防风,细辛,熟地,白芍,当归,川芎,桂心,茯苓,白术,牛膝,人参,甘草)为主,并含麻雀参;外敷细辛粉于双膝、肘、腕关节,每日换药1次。

二诊:10天后,患者饮食稍增,夜寐有所好转,肘、腕、膝关节疼痛稍减。改用独活寄生汤方合伸筋汤口服;生川乌粉醋调外敷,每3天敷1次,每次敷24小时。

三诊:1个月后,病情明显好转,腕、肘、膝关节疼痛明显减轻,活动明显改善,四肢肌肉亦见丰满,能端坐床头,自理茶饭。守上法。

四诊:又治疗1个月,患者能依杖而行,四肢肌肉基本恢复,诸关节疼痛基本控制。复查ESR 22 mm/h,RF(+)1/40。拍片提示诸关节骨质疏松比以前有好转,带药回家治疗。

后来院复诊,已能自己上下楼梯,生活基本自理。

第一部分 名中医对于风湿类风湿的辨治经验

崔学增

证病结合治类风湿

崔学增主任医师 (上海中医药大学附属曙光医院，邮编：200021) 从医 40 余载，学验俱丰。在长期临证实践中，对类风湿性关节炎的诊治不断总结完善，形成了自身的特点和用药方法，并取得了很好的临床疗效。

类风湿性关节炎是一种顽固的慢性病，发病隐匿，病情发展变化多端，患者晨僵、多部位关节肿胀疼痛，恐惧锻炼，多卧少动，日久强直致残；并常忧心忡忡，心理压力极大，而医者也颇感棘手。崔主任总结几十年的临床实践经验，结合现代医学研究的最新进展，认为该病只要治疗恰当，是可以阻止病变的发展或长期缓解的。每临诊病，常向患者解释类风湿性关节炎的中医病机，使其对疾病有正确的认识和心理准备，树立战胜疾病的信心；鼓励患者适当活动，注意四肢小关节的锻炼，减少强直的发生。锻炼要适度，勤动、少动，忌疲劳，即做到动静结合。告诫病人慎起居、避寒湿、戒烟酒、卧平板床。

类风湿性关节炎患者要坚持治疗，一般要服药 3～6 个月或更长。在症状缓解后，要坚持服药，调节机体状况，争取长期缓解。

1. 病因病机

早期以脾胃虚损为主要矛盾。脾胃居中焦，乃后天之本，气血化生之源，气机升降之枢。脾胃健运则饮食水谷能化生精微，洒陈于六腑而气至，和调于五脏而血生，内而五脏六腑，外而四肢百骸、肌肉皮毛筋脉，皆得其养，形体始壮，神气乃昌。然或先天禀赋不足，或饮食饥饱失节，或形体劳倦内伤，或疾病失治误治，或病后失于调养，均可导致脾虚，甚则由虚致损，肌肉、四肢百骸失养。

日久脾肝肾亏虚。五脏相关，日久脾胃虚损及肝肾，气血化生不足，先天之精失后天水谷精微滋养。肾主骨生髓,肝主筋,肝肾亏虚,筋骨失养,筋软无力,骨骼受损,关节畸形、强直,患者甚至生活不能自理,诸症渐见。

夹湿夹热。寒、湿、热、痰、滞由外而入或由内而生,而以湿、热为主。脾为湿土之脏,喜燥恶湿,脾不健运,则水谷不化,反生湿痰,湿痰内生,最易招引外湿侵袭人体,闭阻经络;肾为一身阳气的根本,卫阳出于下焦,卫阳一疏,屏障失调,则风、寒、湿诸邪乘虚而入,久居郁而化热;脾虚及肝,肝阴不足,肝阳偏亢或肝失疏泄,气机阻滞。

西医认为,类风湿性关节炎的发生是多种原因综合作用的结果,一般与免疫、感染、环境、营养、疲劳、内分泌等因素有关。其组织病理学主要以弥漫或局限性组织中的淋巴细胞或浆细胞浸润、关节滑膜炎、血管炎及补体、免疫指标的变化为主。由此可见,西医对病变机制的认识与中医是可以互通的。

2. 辨证治疗

崔主任根据中、西医对类风湿性关节炎病因病机的认识,提出治疗本病应综合施治,补益肝、脾、肾,祛湿、清热解毒并重。补益肝、脾、肾以调节机体的免疫功能,抑制不正常的免疫反应;清热祛湿可以消除组织中淋巴细胞或浆细胞浸润;两者交互作用,共同促进血管炎、筋膜炎等的好转。

健脾益气,多选用党参、白术、茯苓、黄芪等。如兼见口干、舌燥津少者,则改用太子参益气生津。滋补肝肾,用桑寄生、仙灵脾、杜仲、狗脊、菟丝子等。养肝平肝,用白芍、龙骨、牡蛎、当归、地龙等。清热解毒,用虎杖、蒲公英、紫草、白花蛇舌草等。祛风除湿,用苍术、羌活、独活、威灵仙等。

薏苡仁性味甘、淡、微寒,入脾、肾、肺三经,祛湿除痹,健脾又略有清热功效,在类风湿性关节炎的治疗中可兼顾多方,应重用,一般用 $100\sim200$ g,部分患者可用至 500 g。

3. 辨病治疗

崔主任在临床治疗中,不仅通过中医望、闻、问、切四诊进行脏腑辨证,辨清其病位、病性与病机转化规律,而且结合实验室检查结果,观察病情变化,进行针对性治疗,促进关节局部病变的恢复,阻止关节外脏器的损伤,改善全身状况。

如 X 线表现为骨质疏松和关节狭窄为主者,类风湿结节明显,或见类风湿性血管炎者,注重清热解毒祛湿,重用紫草、苍术、白花蛇舌草、威灵仙等。如 X 线表现以对称性、侵蚀性关节病变为主者,注重补肾祛湿,重用桑寄生、仙灵脾、杜仲、狗脊、菟丝子等,佐以活血化瘀,如红花、莪术、桃仁等,或清热凉血,如丹皮、生地等。如类风湿因子阳性患者,注重健脾祛湿,重用茯苓、白术等。如类风湿因子阴性患者,注重补脾益肾平肝,重用黄芪、甘草、杜仲、菟丝子、山萸肉、龙骨、牡蛎等。

自我护膝三法之双膝环绕法

(1)基本姿势:两脚开立与肩同宽,平行向前,屈膝半蹲,左右手掌各挟按在左右膝盖上,如此可使劳宫向膝盖贯气,有助于对膝关节的调养和伤病的治疗。

(2)具体步骤:①双膝先从前向左、向后旋转,然后再向右、向前旋转,如此做8~12次;②双膝从前向右、向后旋转,再从后向左、向前旋转,如此做8~12次;③双膝先向外开,再向前、向里旋转,当旋至两膝相并时,两膝撑直再向外旋转,如此做8~12次;④双膝由内向前向外旋转,再向后、向里旋转,如此做8~12次。以上动作刚开始做的时候,不要太快,可根据自己的习惯速度做旋转。日久天长,旋转的速度可越来越慢,这样慢而匀的旋转,效果可能会更好,会逐渐感觉膝关节里微微发热,非常舒服。

肖甫媛

八纲辨证　首分阴阳

肖甫媛医师（江西医学院第一附属医院，邮编：330006）以加减木防己汤和阳和汤治"类风湿性关节炎"之阳证和阴证，疗效显著。

类风湿性关节炎（以下简称"类风湿性关节炎"）是一种以关节病变为主的慢性自身免疫性疾病，临床以多发性、对称性关节肿痛为主要特点。常伴有晨僵，关节拘急、麻木、重着，甚则关节强直变形。本病属于中医"痹证"范畴。治疗类风湿性关节炎至今尚无特异的有效方法，据报道 70％左右的患者经过反复发作，最终因骨质侵袭而导致关节畸形、功能障碍。中医治疗类风湿性关节炎的历史源远流长，著述报道颇多，但认识不甚一致。本病病机复杂多变，或寒热错杂，或虚实并见，或标本转化，但万变不离阴阳。阳胜化热，阴胜化寒是其基本病机。基于此，肖甫媛医师在临床实践中常取阴阳辨证法治疗类风湿性关节炎取得较好疗效。

中医的发病学很重视内外因素的关系，认为内因是根据，外因是条件，外因通过内因而起作用。类风湿性关节炎在中医"痹证"中归属"痹"、"顽痹"范畴，风寒湿三气杂至，合而为痹，是其共同的病因。但邪气侵袭人体后，寒热的转化与人的禀赋素质有关。人体禀赋素质不同，阴阳始有偏盛、偏衰之别，疾病则易发生寒热转化，或从阳化热，或从阴化寒。故辨证中抓住阴阳为纲，则能在复杂多变的病机中辨证纲目清晰，简明实用。肖甫媛医师以加减木防己汤（木防己，石膏，桂枝，人参）和阳和汤（熟地，白芥子，鹿角胶，麻黄，肉桂，甘草）治"类风湿性关节炎"之阳证和阴证者，不但辨证可执简驭繁，而且疗效也确切可信。

1. 阳证

临床见症：关节红肿热痛，或局部皮肤灼热，骨节烦疼，或伴有发热、口渴、溲黄、舌

第一部分　名中医对于风湿类风湿的辨治经验

质红或舌边尖红、脉象数等。

治则:宜清热化湿,活血通痹。

基本方:加减木防己汤。

方解:木防己汤原出《金匮要略》,仲景用之以治热饮,吴鞠通在此方基础上制成"加减木防己汤",用以治疗"骨骱疼烦"的湿热痹阻证。肖甫媛医师用此方治疗"类风湿性关节炎",辨证着眼于脉滑、舌质赤、口苦等热象。凡有热象之端倪,均可施以本方,往往能收佳效。

处方:木防己 15 g,生石膏 30 g,桂枝 10 g,苡仁 15 g,杏仁 10 g,滑石 15 g,蚕沙 30 g,当归 10 g,生地 20 g,赤芍 15 g,豨莶草 15 g,威灵仙 10 g。

加减化裁:如热盛痛剧者,重用石膏 60 g,加知母 12 g、红花 10 g。如风胜关节呈游走性灼痛者,加防风 10 g、羌活 10 g、独活 10 g 等。如血虚筋脉拘急、麻木、伸屈不利者,生地易熟地 15 g,加木瓜 10 g、白芍 15 g、地龙 15 g。如夹瘀关节挛急、剧痛或肿大变形者,加红花 10 g,甲珠 6 g,露蜂房 12 g。缓解期或肝肾阴亏,并见头晕、耳鸣、腰膝无力者,去石膏、桂枝,加熟地 20 g,寄生 15 g,金毛狗脊 15 g,骨碎补 15 g,或改用六味地黄丸(地黄,山萸肉,山药,茯苓,丹皮,泽泻)并以益肾蠲痹丸调服。

2. 阴证

临床见症:病史迁延漫长,反复发作,关节肿痛不红不温,遇寒痛增,得热熨痛减,甚则关节僵直变形,骨松筋挛,形寒肢冷,面白无华,舌质淡黯,舌苔白,脉象沉紧或沉弱等。

治则:宜温阳散寒,搜风通络。

基本方:阳和汤。

方解:阳和汤原出《外科全生集》,功能温阳补血,散寒通滞,治疗阴疽、流注、鹤膝风等证。肖甫媛医师用以治疗阳虚证的"类风湿性关节炎",目的在于借其补肾温阳、通痹剔痰之功,以治疗"骨痹不已内舍于肾"的痹、顽痹。凡脉证无热象可稽者皆可使用。

处方:熟地 15 g,肉桂 6 g,麻黄 6 g,鹿角霜 30 g,白芥子 10 g,炮姜炭 10 g,甘草 6 g,当归 15 g,木瓜 12 g,小白花蛇 0.3 g(研末冲服,每日 2 次)。

加减化裁:如寒胜痛剧者,加制川乌 10 g、制草乌 10 g、制乳没各 10 g 等;如兼气虚者,加黄芪 20 g、党参 15 g 等;如湿胜关节肿大重着、麻木者,加苍术 10 g、白术 15 g、木防己 10 g 等;如痰瘀阻络,关节肿大、强直畸形者,加炮甲珠 6 g、露蜂房 15 g 等。如肾虚腰腿无力,甚则弯腰驼背者,加淫羊藿 12 g,补骨脂 15 g,骨碎补 15 g 等。

临床选 56 例患者,均符合 1988 年 4 月全国中西医结合风湿类疾病专业委员会的诊断标准。其中男性 20 例,女性 36 例;年龄最小 19 岁,最大 69 岁;病程最短半年,最长 20 余年;属早期者 21 例,中期 27 例,晚期 8 例。所有病例均接受过西药非甾体抗炎药治疗,病情未控制而反复发作,其中长期接受激素治疗者 7 例。

56 例患者根据发病的证候特点,将病例分为阴阳两大类证。阳证以加减木防己汤,阴证以阳和汤为基础方,随证加减化裁,连续治疗 2～3 个月为一观察疗程。病程中合并感染者,加用抗生素,原服用激素者,待症状缓解递减。

治疗结果:56 例中症状全部消失,功能活动恢复正常,主要理化检查指标恢复正常为临床治愈,计 15 例(占 26.8%);症状与体征基本消失,偶有反复,经治疗速愈,理化检查指标显著下降为显效,计 19 例(占 33.9%);主要症状好转,关节功能恢复明显进步,理化检查指标有所改善为有效,计 15 例(占 26.8%);治疗后与治疗前,各方面均无进步者 7 例(占 12.5%)。总有效率为 87.5%。

【病案举例 1】

胡某,女,37 岁。因四肢关节红肿疼痛伴发热 2 月余,于 1997 年 3 月 17 日收入住院。入院时发热,双指、腕、肘、膝关节红肿灼痛,尤以肘、膝关节肿痛明显,昼轻夜重,剧痛难忍,双肘屈伸活动受限,双脚不能步履,形瘦,面白少华,舌边尖红,舌苔黄腻少津,脉象细滑数。查体温 38 ℃,脉搏 100 次/分,血常规示白细胞 8.1×10^9/L,N 80%,血沉 98 mm/h,抗"O"1:600,类风湿因子阳性,抗 RAN 抗体阳性。诊断为类风湿性关节炎(急性活动期)。辨证为风湿热痹(阳证)。治宜清热除湿,活血通痹,拟加减木防己汤化裁。

处方:木防己 15 g,生石膏 60 g,知母 10 g,桂枝 6 g,苡仁 30 g,杏仁 10 g,滑石 15 g,蚕沙 30 g,当归 12 g,生地 20 g,赤芍 15 g,豨莶草 15 g,威灵仙 10 g。10 剂,每日 1 剂,分 2 次煎服,为迅速缓解症状,加用消炎痛 25 mg,每日 2 次,肌注青霉素 80 万 U,每日 2 次。

二诊:治疗 10 天后,发热渐退,诸关节疼痛明显减轻,黄腻苔化薄,但诸关节仍红肿灼痛,继守方去知母,加红花 12 g。20 剂,每日 1 剂,分 2 次煎服。

三诊:关节肿痛大为好转,屈伸功能改善,生活能自理。双肘、膝关节仍轻度肿胀痛,晨僵,继续前方化裁。

四诊:巩固治疗 3 月余,诸关节肿痛完全消失,功能活动恢复正常,复查各项化验检查,全部恢复正常,随访未复发。

【病案举例 2】

涂某,男,62 岁。因多关节对称性肿痛、晨僵 20 余年,近 10 年来进行性双指、腕、肘、膝等关节活动受限,颈项僵直。曾在多家医院诊断为类风湿性关节炎,用强的松及非甾体抗炎药治疗多年无效。于 1996 年 4 月求诊。四肢大小关节肿胀、木重掣痛,此伏彼起,关节拘急,屈伸不利,握物无力,形寒,肢冷,面黄形瘦,双肘、双膝关节肿大变形,局部皮肤不红不热,舌质淡黯,舌苔白,脉象细弦。查 ESR 65 mm/h,ASD(一),RF(+),CRP(+),X 线摄片示双腕及掌指骨骨质疏松,指间小关节软组织肿胀,左膝关节正侧位摄片示左膝关节骨质疏松,模糊不清,关节间隙变窄。诊断:类风湿性关节炎(中期)。中医辨证为寒湿顽痹(阴证)。治宜温阳散寒,搜风通络。择阳和汤加减:

处方:熟地 15 g,肉桂 6 g,麻黄 6 g,鹿角霜 30 g,白芥子 10 g,炮姜炭 10 g,当归 15 g,木瓜 12 g,露蜂房 15 g,蜈蚣 1 条,小白花蛇 0.3 g(研末冲服)。每日 1 剂,水煎服。

二诊:服药半个月后,诉关节冷痛、麻木、拘急略有减轻,余症依然。守方加茯苓 15 g、白术 15 g,以加强化湿扶脾作用。每日 1 剂,水煎服。

三诊:服药月余,形寒肢冷症状大减,四肢关节肿胀明显消退,关节活动度有所改善,但诉耳鸣、腰膝无力,为病久肝肾亏虚症状显现。继上方,去蜈蚣、露蜂房,加骨碎补 15 g、补骨脂 15 g、川续断 12 g。每日 1 剂,水煎服。

四诊:出入调治 3 月余,诸关节肿胀明显消退,疼痛大减,功能活动有所改善。仍有晨僵,双肘、膝关节肿胀变形依旧。

嗣后每因阴雨天症状稍有反复时,间断服中药数剂即见效。1 年后 X 线摄片复查腕、掌、指关节软组织肿胀消失,骨质疏松明显改善,左膝关节较前光滑,关节间隙较前清晰、增宽。随访病情稳定无加重。

霍光同等

霍氏分三步论治类风湿

霍光同、王晓兵、王晓霞等医师(中国人民解放军95518部队,邮编:710306)治疗类风湿性关节炎,采用补中焦、健脾益肾的方法扶正,重在培后天生化之源,养机体正气之虚;采用温经通脉、活血通络的方法祛邪。使机体正气强盛,气血调和,经络通畅,邪去正安,疾病自愈。

类风湿性关节炎是以滑膜炎为基础的慢性、对称性多关节炎为主要表现的全身性疾病。主要症状是关节肿痛,晚期可引起关节的僵直、畸形和功能严重受损。

类风湿性关节炎属中医"痹证"范畴。病机主要为机体正气不足,感受风、寒、湿、热之邪,闭阻经络,气血运行不畅。《济生方·痹》指出:"皆因体虚,腠理空虚,受风寒湿气而成痹也",明确指出了素体虚弱、正气不足、腠理不密、卫外不固是引起痹证的内在因素;风、寒、湿、热外邪入侵是发病的外在之因。因此,治疗上采用扶助正气、疏通经络、驱除外邪的原则,可取得满意疗效。霍光同等医师三步论治本病。

1. 扶助中焦

病因病机:中焦是后天生化之源,治疗上首选扶助中焦之气,原因一是类风湿性关节炎患者,体弱久病,气血运行不畅,中焦之气不疏,生化之气匮乏,虚当补之;二是治疗服药时间较长,且中药多为疏风通络、活血化瘀之品,常易损伤中焦脾胃之气。先扶助中焦之气,不仅可以防止药物对脾胃的损伤,还可以提高药物的吸收率,增加疗效。

治法:理气,醒脾,益气。补脾胃之气,使浊降清升,脾胃调和,水谷精气生化有源,以治气虚之本。

方剂:采用补中益气汤(人参,陈皮,白术,甘草,黄芪,升麻,柴胡,当归)合保和丸(焦山楂,焦神曲,焦麦芽,陈皮,半夏,茯苓,莱菔子,连翘)、二陈汤(陈皮,半夏,茯苓,甘草)加减化裁。

处方:人参 10 g,陈皮 10 g,半夏 10 g,茯苓 10 g,焦山楂 10 g,焦神曲 10 g,焦麦芽 10 g,鸡内金 10 g,白术 10 g,甘草 10 g,黄芪 20 g。

用法:日 1 剂,以凉水浸泡半小时后,煎药 2 次,两煎药水混匀,分 3 次于饭后半小时服用。服用 3～7 剂,以中焦之气盛、消化功能良好为度。

方解:方中重用黄芪,辅以人参、白术、甘草,收补中益气之功;用焦三仙、鸡内金以化水谷;陈皮、半夏、茯苓理气健脾渗湿,诸药合用,以达理气、醒脾、益气的功效。

2. 祛除外邪,兼补肝肾

病因病机:类风湿性关节炎以关节酸胀、肿痛、变形为标,以外邪入侵、凝滞经络为本。

治法:采用祛除外邪、行气通络、补肾健脾、祛邪而不伤正为大法。扶助正气,鼓邪外出,祛邪而不伤正。

方剂:以独活寄生汤(独活,寄生,牛膝,秦艽,白术,当归,防风,细辛,熟地,白芍,川芎,肉桂心,人参,甘草)为主方加减化裁。

处方:独活 10 g,羌活 10 g,桑寄生 10 g,防己 10 g,杜仲 10 g,牛膝 10 g,秦艽 10 g,茯苓 10 g,肉桂心 10 g,人参 10 g,白术 10 g,当归 10 g,丹皮 10 g,鸡血藤 15 g,海风藤 15 g,青风藤 15 g,黄芪 20 g,蜈蚣 2 条。

用法:日 1 剂,以凉水浸泡半小时后,煎药 2 次,两煎药水混匀,分 3 次于饭后半小时服用。服用 15～20 剂,以自觉症状消失、肢体功能基本恢复为度。

方解:方中羌活、独活为君,祛筋骨间风寒湿邪;防己、秦艽祛风胜湿;寄生、杜仲、牛膝祛风湿兼补肝肾;人参、黄芪、白术、当归、茯苓补气健脾;桂心温通血脉;鸡血藤、海风藤、青风藤驱除经络间风寒之邪;蜈蚣祛风湿止痹痛;丹皮活血化瘀通络。全方合用,共奏祛除外邪、补肾健脾,祛邪而不伤正的功效。

3. 培元补肾,康复机能

病因病机:患者在经过以上治疗之后,多已基本痊愈,此期主要是防其复发。

治法:治疗重点在于滋补肝肾,培养人体之元气,益气固表,增强抵御外邪入侵之力,使肢体关节功能尽早康复。采用药物口服和理疗锻炼相结合的方法。

方剂:六味地黄汤(地黄,山药,山茱萸,泽泻,茯苓,丹皮)、玉屏风散(黄芪,防风,白术)加减化裁。

处方:熟地黄 20 g,党参 20 g,黄芪 20 g,山药 10 g,山茱萸 10 g,泽泻 10 g,茯苓 10 g,丹皮 10 g,防风 10 g,当归 10 g,白术 10 g,菟丝子 10 g,牛膝 10 g。

用法:日 1 剂,以凉水浸泡半小时后,煎药 2 次,两煎药水混匀,分 3 次于饭后半小时服用。服用 10～15 剂。

方解:在六味地黄汤、玉屏风散滋补肝肾、益气固表的基础上,再以党参、黄芪增强补气之力;当归益气养血通络;菟丝子配牛膝强腰膝,健筋骨。诸药合用,共收补气养血,滋肾填精,强健筋骨之效。

服药期间配合红外线理疗和体育锻炼,自觉症状完全消失,筋骨强健,能够从事一般体力劳动。

【病案举例】

曹某,女,33 岁,2000 年 5 月 18 日初诊。头晕,全身酸软无力,关节疼痛,晨起双手肿胀麻木 2 年,不思饮食,无力劳作。血沉增速,类风湿因子阳性。诊断为类风湿性关节炎。对症治疗病情时好时坏。声低懒言,面色萎白,目睛暗淡,眼窝深陷,频频汗出,手指关节微肿,呈轻度"天鹅"样畸形,舌质淡,舌苔黄腻,脉象虚软。

诊断:痹病。

辨证:气血亏虚。

治疗:以扶助中焦基础方加黄连 6 g,槟榔 10 g,补中焦,健脾益气,并除久蕴之湿热。5 剂。

二诊:服药后,诉饮食可,精神好转,仍卧床不起,见脸色红润,舌质淡,舌苔白,脉象平和有力,遂以祛除外邪、兼补肝肾的基础方加内金 10 g,以扶正驱邪。15 剂。

三诊:已能下床活动,可自己煎服药物,无晨僵,全身各处肿胀已消,大关节活动自由,左手指关节活动仍轻度受限,腰酸,轻微气喘,以培元补肾、康复机能的基础方加五味子 15 g。10 剂。并嘱多活动,勤锻炼。

四诊:10 天后全身症状和体征均已消除,能够从事各项家务劳动,嘱调饮食、避风寒及重体力劳动,以期康复。

1 年后随访,未复发。

王凤岐等

王老等临证辨治痹证

王凤岐、吴大真主任医师（北京朝阳门外工体西路吉庆里2—108，邮编：100020）具有40多年的临床经验，早年曾得到秦伯未等诸多中医药名家的亲传，对于风湿病等诸多难治性疾病具有独特的理论见解、丰富的临床经验及良好的疗效。

风湿病属于中医"痹证"范畴。在《内经》中早有"风寒湿三气杂至，合而为痹"的记述，又有行痹、痛痹、着痹之分。以风邪重者为行痹，症状特点是以游走性疼痛为主；以寒邪重者为痛痹，症以痛重、得温则舒为特点；以湿邪重者为着痹，症状特点是疼痛并见肿胀或变形。以上这些只是说明痹证因为主因不同而症状表现各有特点。在治疗上，并非是行痹只祛风，痛痹只逐寒，着痹只祛湿。在治疗痹证时均应在祛风、逐寒、祛湿的基础之上，根据其风、寒、湿邪气的不同而后有所侧重，这是治疗痹证的总纲。

治疗痹证首先要找出病因，在内是气血运行障碍，在外为风寒湿邪；其次还需分清病位，一般说来痹证的病位主要在关节，其中又表现有四肢、脊背及腰等部位的不同；再次，更要分清标本缓急，任何一种痹证均应急则治其标，首先要解除疼痛，而后，调解人体气血运行以治其本，在治疗疼痛的时候，要注意保胃健脾，因为祛风逐寒祛湿的药物用之不当，常易损伤脾胃，在治本调理气血时，要随时注意同时补肾。总之，治标止疼痛，不忘脾胃保后天，治本调理气血肾命保先天。以上是王主任、吴主任对于痹证的总体认识。

在临证时，他们又提出：临床治标时，常用独活寄生汤（独活，寄生，秦艽，防风，细辛，熟地，白芍，当归，川芎，桂心，茯苓，白术，牛膝，人参，甘草）、三痹汤（人参，甘草，黄芪，白术，白芍，当归，川芎，茯苓，桂心，防风，乌头，细辛，生姜，大枣）、身痛逐瘀汤（秦艽，香附，羌活，川芎，没药，地龙，五灵脂，牛膝，当归，桃仁，红花，甘草）、蠲痹汤（当归，赤芍,黄芪,姜黄,羌活,防风,甘草,生姜,大枣)、防风汤(防风,当归,茯苓,杏仁,黄芩,秦艽,葛根,羌活,桂枝,甘草)等方加减化裁。

临床治本时,常用补阳还五汤(当归,桃仁,红花,熟地,白芍,川芎,黄芪,地龙)、补中桂枝汤(黄芪,白术,陈皮,升麻,柴胡,人参,甘草,当归,桂枝,甘草,白芍,甘草,生姜)、桂枝芍药知母汤(桂枝,芍药,知母,白术,附子,麻黄,防风,甘草,生姜)等方加减化裁。

更需提出,在临床因患者疼痛的部位不同,处方用药也应有所加减。如腰痛沉重而冷者,宜用《金匮要略》中的甘姜参术汤(甘草,干姜,人参,白术)加减化裁,还可加鹿角霜、苡仁等。如脊骨疼痛不能直伸者,宜用右归丸(附子,肉桂,山萸肉,山药,熟地,枸杞子,杜仲,甘草)加减化裁,可加金毛狗脊、鹿角胶等。如后背痛连及后项或肩胛骨者,宜用羌活胜湿汤(羌活,独活,防风,藁本,川芎,蔓荆子,甘草)加减化裁,可加葛根、桂枝等。如肩痛者,宜用羌活散(羌活,防风,细辛,川芎,菊花,黄芩,石膏,蔓荆子,前胡,枳壳,茯苓,甘草,生姜)加减化裁。如上肢痛重者,宜用防风汤(防风,羌活,桂枝,秦艽,葛根,当归,杏仁,黄芩,茯苓,甘草,生姜)加减化裁,或透经解挛汤(防风,荆芥,羌活,白芷,当归,川芎,红花,苏木,蝉衣,天麻,山甲,连翘,甘草)加减化裁。如下肢痛重者,可用千金乌头汤(乌头,附子,肉桂,川椒,细辛,独活,防风,干姜,秦艽,当归,茯苓,甘草,红枣)加减化裁,可加牛膝、川断等。

除此而外,以上肢疼痛为主者,常用姜黄、秦艽、桑枝、羌活、防风、桂枝、威灵仙等;以下肢疼痛为主者,常用川断、牛膝、木瓜、独活、防己、蚕沙、乌头等。用于上肢的药物多偏于散风,用于下肢的药物多偏于祛湿,这些药物的共性均为辛温之品,具有逐寒的作用。

由于痹证又常见于膝关节部位病变,所以可用《太平惠民和剂局方》中虎骨四斤丸(虎骨,苁蓉,川乌,牛膝,木瓜,天麻)或《备急千金要方》中换骨丹(当归,虎骨,龟甲,枸杞,苍术,羌活,独活,防风,秦艽,草薢,蚕沙,牛膝,松节,茄根)加减。

在治本时要在活血祛痰瘀中加入补肾壮骨药。活血祛痰瘀,常用桃红四物汤(桃仁,红花,当归,地黄,芍药,川芎)与二陈汤(陈皮,半夏,茯苓,甘草)加减化裁,可加鸡血藤、泽兰、僵蚕、穿山甲、胆南星等。补肾壮骨以金匮肾气丸(地黄,山萸肉,山药,茯苓,丹皮,泽泻,肉桂,附子)为主,常加骨碎补、补骨脂、威灵仙、伸筋草、生龙骨等。

总之,风湿病(痹证)属于临床常见病,也是慢性难治病,用中医药治疗时一定要辨证施治,不可拘泥于一方一药,要根据病因、病症、病位的不同,根据标本先后、气血虚实、风寒湿邪气的孰轻孰重等,辨别清楚,分析透彻,选方用药,才能取得好的效果。

自我护膝三法之捂膝驱寒法

(1)基本姿势:两脚平行分开与肩同宽,两脚自然平放,两脚跟着地,脚尖自然抬起,脚脖子放松,大腿与小腿保持90°,身体自然挺拔。两手心向下捂在膝盖上面,两手心劳宫穴的热气(生物电)传入膝盖内,就能驱逐膝盖内的风寒湿邪从涌泉穴(脚心)慢慢排出体外。

(2)注意事项:①高血压患者手心不可向上,避免血压随之上升。②低血压患者手心不可向下,以免血压随之下降。

金　实

辨治痹证经验

金实教授(南京中医药大学,邮编:210029),南京中医药大学博士生导师。从事风湿性疾病研究30多年,经验丰富,医理精深,尤其重视辨证立法,常出新意于法度之外,验之临床,每每获效。

1. 干燥综合征(SS)

干燥综合征(SS)属中医学"燥证"、"燥痹"范畴,它的发生和演变是一个错综复杂的过程。

病因病机:肺属上焦,肺气以通为用,以畅为达,通过肺气的宣布,津液被布散到五官七窍、肢体百骸。因口、鼻为肺气的通道,如若口、眼、鼻、唇等诸上窍得到津液濡润,则健康不病。如若阴津不足,或肺不布津、气行衍滞,或络道滞涩,津液敷布障碍,或肺气郁滞,"气结血亦结,血结则营运不周,而成内燥",因此,阴液亏耗,肺气不得宣畅,气滞血结,津液通行之络道滞涩,是干燥综合征(SS)出现燥象的重要病机。本证之燥虽表现为阴亏,但其本质为肺失宣降,气行衍滞,导致津液输布失常,五脏六腑、形体百骸失其灌溉濡润而呈现相对的阴津不足状态。

症状:口、鼻、眼、皮肤的干燥症状。

治法:根据刘完素"宜开通道路,养阴退阳,凉药调之"之旨,立生津润燥、宣肺布津、通络行滞法,不仅要滋养既耗之阴津,尤致力于阴津的运行输布。

方药:自拟增液布津汤(麦冬、南沙参、乌梅肉、紫菀、生石膏、甘草)。

方解:以麦冬、南沙参、乌梅肉三药伍用,补虚而不腻,疏通而不燥,润泽而不滞。紫菀性辛温,直入肺经,功善润肺开肺,"使道路通而不结,津液生而不枯,气血利而不涩",又能行散水气,使水去津布,其燥可润。生石膏辛甘、寒,既能解肌清热,又可保津止渴,并借其宣散之性,引药直达病所。甘草调和诸药。本方以清热润燥、滋养阴液治本,借辛味宣肺行散,走气开腠,畅通郁滞,致津液布达病所。

2. 系统性红斑狼疮(SLE)

系统性红斑狼疮(SLE)属中医学"阴阳毒"、"血风疮"、"日晒疮"等病症的范畴。

病因病机:肾为先天之本,水火之宅,一身阴阳之根本。或先天不足,肾元虚惫;或后天失调,劳伤肾气;或房事损精,久病及肾;或药物损正等,皆可致肾气亏虚,肾阴不足,阴阳失调,气血失和,这是本病的发病基础。在临床也常见诸多毒瘀标实之象,所谓毒者,皆外感六淫、内生五邪、痰饮、瘀血所化。或风寒化毒,或火热毒邪肆虐,或湿蕴生毒内壅,或痰阻血瘀变生毒邪。本病肾虚为本,风火寒湿之邪乘虚入侵,邪毒内阻,痹阻经络,气滞血瘀,渐至损伤腠理肌肤,蚀于筋骨,累及五脏六腑,导致病程迁延反复,且肾虚瘀毒存在于疾病过程的始终。临床又常因应用激素、免疫抑制剂等,其不良反应与合并症亦影响有效治疗;如应用抗生素又可诱发狼疮等,这些治疗上的矛盾,亦使病情易于反复,缠绵难愈。

症状:如寒凝血滞,则见紫斑、舌瘀、肌肤甲错、雷诺征等;如火毒燔灼,则见高热、大渴;如热迫血行,则见皮肤红斑,甚则吐衄牙宣。

治法:滋阴补肾、解毒化瘀。化毒,有祛风驱毒、除湿劫毒、温化寒毒、清火解毒、消瘀散毒之主次不同。在补肾化毒的基础上,随证施法,配合清肺、健脾、柔肝、养心、逐饮等治法,补中寓泻,泻中有补,不失偏颇。

方药:补肾化毒狼疮静方(生地黄、熟地黄、益母草、白花蛇舌草等)。

方解:生地黄味甘、苦、微寒,气薄味厚,沉而降,归心、肝、肾经,有"泻血中之热,大有滋阴益血之功"(《药性切用》);熟地黄味甘、性温,能补血滋阴、益精填髓,且其性沉降静守,能平其躁动上升之虚火;益母草能活血化瘀、调经、利尿消肿;白花蛇舌草能清热解毒。诸药相伍,补泻兼施,标本同治,共奏滋阴补肾、解毒化瘀之功效。

3. 类风湿性关节炎(RA)

类风湿性关节炎(RA)属中医学"痹证"、"历节风"等范畴。主要表现为关节肿痛,此系风、寒、湿、热、痰、瘀为患,邪气较著,治疗时宜攻逐邪气,分别施以祛风、散寒、除湿、清热、化痰、化瘀诸法。治疗上总宜先表后里、先清后温、先攻后补,重活血化瘀。

(1)类风湿性关节炎(RA)初起。

病因病机:外邪(风、寒、湿)壅滞肌表筋脉。

症状:关节疼痛,伴有恶寒发热,无汗或汗出不畅等。

治法:此时病势较浅,当因势利导,祛邪外出,故须开腠发汗,汗出则痛减。

方药:病情轻者用羌活、防风、独活等微发其汗;病情重者则用麻黄、桂枝、细辛等发汗峻剂,可连服30~60天。如配伍得当,并无过汗之弊,否则汗不出则难收良效。待汗出痛减后,才可减少表散之品,施以祛寒、除湿、化痰、行瘀等法。

(2)类风湿性关节炎(RA)急性活动期,表现为关节肿痛加重,血沉明显增快。此期"无寒即是热",可暂作热证论治。

先以清热宣痹和络法,药用石膏、知母、水牛角、生地黄、牡丹皮、赤芍、木通等,以缓解病情。若表现为关节红肿热痛伴有关节畏寒喜暖的症状,此属寒热错杂,治疗宜寒温并施,在石膏、知母、水牛角、生地黄等的基础上,配伍桂枝、附子等温散之品。

(3)类风湿性关节炎(RA)缓解期,多数患者表现为关节冷痛,治法上由清转温,用桂枝、乌头、附子等温经散寒之品。

(4)类风湿性关节炎(RA)患病日久,患者表现出形体消瘦、面色少华、四肢乏力、腰膝酸软、脉沉细弱等症状,此系邪气留恋,致肝肾亏虚,气血不足,法从滋补肝肾、益气养血,药用川续断、桑寄生、当归、黄芪、淫羊藿、补骨脂等。

(5)类风湿性关节炎(RA)患者患病日久,外感六淫之邪及内生之风寒湿热客于骨节经络,痹阻气血,津液不能随经输布,凝聚成痰,血脉涩滞,著而成瘀。痰、瘀二者因果为患,可因痰致瘀,亦可因瘀致痰,痰瘀胶结难化,使类风湿性关节炎(RA)病情缠绵,肿痛难消。关节肿胀疼痛多属痰、瘀所致,关节肌肉肿胀局限或见皮下结节者属痰;疼痛部位固定,日久不愈,骨节僵硬变形者属瘀。关节肿胀疼痛是类风湿性关节炎(RA)患者首要解决的问题。

临证时,化痰消浊常用僵蚕、胆南星、白芥子等;活血化瘀常用桃仁、虎杖、炮穿山甲、土鳖虫等;若久痛入络,必借全蝎、蜈蚣、乌梢蛇、露蜂房、土鳖虫、地龙、穿山甲等虫类药搜剔窜透驱邪之功,以搜剔经络中风湿痰瘀之邪,方能浊去凝开,气血调和,经行络畅,深伏之邪气得除。

曹忠贞

治类风中药激发特异反应

曹忠贞医师（山东省临沂市中医医院，邮编：276002）运用中药激发特异反应，治疗类风湿性关节炎。

类风湿性关节炎是自身免疫性疾病，属于中医"痹证"范畴。主要由于变性 IgG 和其特异性抗体 IgM 结合形成免疫复合物，沉积在滑膜组织，从而激起免疫反应，导致相关组织损害所致。因此，治疗上常用免疫抑制剂。近年来深入研究，亦逐渐提出免疫调节方法。但用这些治疗方法，效果还均不很理想，所以有必要确立新的治疗原则，探索新的治疗途径和方法。

曹忠贞医师在临床工作中发现，有些类风湿性关节炎患者，在服用中药治疗时出现特异反应，如发热、周身瘙痒、起皮疹、腹泻等，最初认为是中药引起的过敏反应，可能会使类风湿性关节炎症状加重，但有些病人并没有加重，反而症状减轻或好转得更快了。为对这种现象作出解释，遂多方查阅文献，寻找其原因，结果发现文献记载中也有相似的情况，甚至是相同的记载。如《串雅内编》："青藤……微火熬七日夜成膏……酒服一茶匙后，将病人身上拍一下，即遍身发痒不可当，急以梳梳之，痒止，即饮冷水一口便解，风病皆愈，须避风数日。庚生按：……主治风疾，兼治风湿流注，历节鹤膝……。此方见《集简方》。"又如明代虞抟《医学正传》：用川木通汤，治一男，年 40 岁，因感风湿，得白虎历节风证，遍身抽掣疼痛，足不能履地者三年，百方不效，身体羸瘦骨立，自分必死。以四物汤加木通服，不效。后以木通二两锉细，长流水煎汁顿服，服后一时许，遍身痒甚，上体发红丹如小豆大，出汗至腰而止，上体不痛矣。次日又如前煎服，下体又发红丹，出汗至足底，汗干后通身舒畅而不痛矣。一个月后，人壮气复，步履如初。这些都是古代典型的特异反应现象及反应后病情好转的情况。又如现在临床上常用的中药制剂正清风痛宁,在应用时亦有部分病人出现皮疹、皮肤瘙痒、皮肤潮红、关节疼痛短时加重等现象,有人报道:如果出现此种反应,则疗效更好。

从现代医学方面说,可能是中药诱发特异反应后,在某个环节上调节了人体免疫状态,解除了对自身组织的损害;也可能是强烈刺激免疫系统后,机体出现保护性反应,转变了对自身组织的攻击,从而使病情逐渐改善。从中医方面讲,本病是由于邪气深伏于经络关节,因而不易治愈。经用中药激发了特异反应后,病人出现发热、起皮疹、腹泻等,可以认为是正气得到激发而邪被逐出:发热是人体正气与邪气抗争,逐邪外出;起皮疹是邪气从腠理而出之表现;腹泻则是邪气被挟之外出,如此等等,邪气被逐,正气康复,是故病愈。

【病案举例1】

杨某,女,23岁,小学教师,1997年8月15日初诊。双侧指、腕关节肿痛3个月,晨僵明显,无发热。查体:神志清,心肺正常,双侧第2、第3、第4指掌关节及腕关节肿胀,有按压痛,无皮下结节。血沉45 mm/h,RF(+),CRP>10 mg/L。诊断为"类风湿性关节炎",予中药治疗。

处方:制川乌10 g(先煎),豨莶草30 g,青风藤15 g,老鹳草15 g,寻骨风10 g,川芎10 g,炙黄芪15 g,土元6 g,蜈蚣1条(研末冲服),白芥子6 g。水煎服,日1剂。

二诊:第5天,出现发热,T 37.8 ℃,起皮疹,关节肿痛加重,一般情况尚好。嘱其继用上药,注意观察,有严重情况及时诊治。

三诊:20天后,上述反应逐渐减轻,临床症状好转明显。

四诊:11月5日,关节肿痛、晨僵消失。查血沉降至15 mm/h,RF(−),CRP<10 mg/L,痊愈。

【病案举例2】

侯某,男,28岁,电大教师。1987年4月初诊。因双侧趾、髋关节疼痛2年,伴晨僵,遇寒加重,曾去某省级医院检查,确诊为"类风湿性关节炎"。予中药治疗,处方为:制川乌、丁公藤、豨莶草、川芎、红花,酒浸,每次20 ml,日3次,口服。

二诊:6天后关节疼痛明显加重,嘱其继续用药观察。

三诊:半月后症状迅速减轻。

四诊:用药2个月痊愈,未见复发。

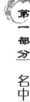

第一部分 名中医对于风湿类风湿的辨治经验

席 崇

治幼年型类风 清热除湿活血

席崇医师(山东省临沂市中医医院,邮编:276002)用中药清热除湿活血法治疗幼年型类风湿性关节炎,疗效确切。

根据幼年型类风湿性关节炎(JRA)的发病特点,应属中医"尪痹"范畴。由于儿童为稚阴稚阳之体,感受风寒湿邪后经络闭阻,较易从阳化热,故多见发热重等症状;又由于体质尚弱,正气不足,无力抗御外邪,每致缠绵难愈。早期治疗应祛邪为主,侧重清热,后期则应加扶正之品。

席崇医师所用基本药方为:丁公藤、独活、豨莶草、威灵仙、川芎、忍冬藤、苍术、黄柏、苡米、川牛膝等。如发热重者加石膏、知母、生地、赤芍等;如疼痛明显者加川乌、全蝎、土元等;如关节肿甚者加防己等,并增加苍术、苡米、川牛膝等药的剂量;如正气不足者去黄柏,加黄芪、当归、川断、寄生等;如久病不愈者加全蝎、蜈蚣等虫类药。具体剂量视儿童年龄及体质情况而定。水煎服,每日1剂,分2次服,3个月为1个疗程。

方解:丁公藤驱风除湿,具有很好的止痛作用,远期疗效好;独活辛香走窜,升中有降,能散风邪,除伏风,通经络,利关节,胜湿气,止疼痛,善治痹痛;豨莶草走窜开泄,能祛风湿,调血脉,通经络,利关节;威灵仙辛散而通,走而不守,祛风除湿,蠲痹止痛,收效迅速;川芎辛温走窜,活血行气,祛风止痛,能上行头巅,下达血海,外彻皮毛,旁通四肢,为血中之气药,作用巨大;忍冬藤善清经络风热,对热痹功用宏著;四妙散(苍术,黄柏,牛膝,苡米)为清热利湿传统名方,疗效卓著,诸药合用,共达清热利湿、活血通络之功。

研究证实,JRA普遍存在微循环障碍情况,免疫失调,组织营养不足,代谢物局部淤积,关节发生损害并日益加重。在辨证治疗的基础上,注重用活血药,常用药如川芎、红花、桃仁、牛膝、生地、赤芍、丹皮、丹参、乳香、没药、土元等，能明显改善症状、体征，可以大幅度提高疗效，如能更进一步选用既能清热利湿，又有活血通络作用的药物，则可精简药方，减轻病人负担。在应用清热药时，由于儿童是稚阳之体，注意勿伤其正气，正气损伤，不利于祛邪。另外，病久正气不足，加扶正之品可扶正祛邪；病久顽疾不解，加虫类药攻坚破积，搜络逐邪则病易恢复。

临床将 60 例患儿随机分为 2 组（按 3∶2 比例）。治疗组 36 例，男 11 例，女 25 例；年龄 3～14 岁，平均年龄 8.2 岁；病程 3 个月至 4 年，平均病程 1.5 年。对照组 24 例，男 9 例，女 15 例；年龄 3～15 岁，平均年龄 8.5 岁；病程 2 个月～3 年，平均病程 1.6 年。两组在性别、年龄、病程方面均无显著性差异（$P > 0.05$），具有可比性。治疗组用以上所述方药。对照组用风湿马钱片，每次 2～4 片，每日 3 次，口服。3 个月为 1 疗程。每周停服 1 天。

所有患者均符合美国风湿病协会 1989 年修订的 JRA 诊断标准，即：①发病年龄在 16 岁以下；②1 个或几个关节炎症，表现为关节肿胀或积液，以及具备以下体征，如关节活动受限、关节活动时疼痛或触痛及关节局部发热；③病程在 6 周以上；④其他类型幼年关节炎除外。

疗效判定标准：临床治愈 症状、体征及化验检查均转正常；显效 上述 3 项有 2 项消失或 1 项消失、2 项好转；有效 上述 3 项有 1 项好转；无效 上述 3 项无改善或加重。

治疗组 36 例，临床治愈 12 例（33.33%），显效 10 例（27.78%），有效 13 例（36.11%），总有效 33 例（91.67%），无效 1 例。对照组 24 例，临床治愈 4 例（16.67%），显效 8 例（33.33%），有效 6 例（25.00%），总有效 18 例（75.00%），无效 6 例。2 组之间疗效差异有显著性意义（$P < 0.05$）。证明以清热除湿活血法治疗 JRA 具有确切疗效，值得深入研究，推广应用。

第一部分 名中医对于风湿类风湿的辨治经验

韩明向

辨证论治与专方专病
治老年类风湿

韩明向教授(安徽中医学院第一附属医院,邮编:230031)论治老年类风湿性关节炎,即注重辨证论治,又注重专方治疗及生活调理,效果不错。

类风湿性关节炎(RA)是一种可能伴有发热、不适、疲劳及体质下降等全身表现的累及滑膜的慢性炎性疾病,病因尚不明确。本病常典型地发生于30～50岁的人群,此阶段发病率为0.3%～3%,女性和男性发病之比为(2～3):1。RA的发病率随年龄增长而上升,60岁人群发病率高达30%～40%,受累男性的比例亦随年龄增长而上升。有报道估计我国有成年RA患者约300万,其中老年RA约占24万,在我国1亿多60岁以上老年人口中,每年新增加的老年RA可达14万。从上述估计数可见随着我国人口老龄化,在我国常见的RA中,不仅从青壮年时期发病的RA延续到老年的数字庞大,而且每年新增加的老年RA例数也是以10万数计。因此,重视和探讨中医药治疗老年RA的方法,对于改善老年患者的生活质量及减轻家庭和社会负担很有意义。

60岁以后形成RA的患者,不同于年轻人的发病情况,常有轻度关节炎,缺乏类风湿结节,大多数老年RA患者逐步形成对称性疼痛、肿胀、外周关节僵硬而累及末梢指趾关节,大关节如肩关节常被累及。与非老年RA患者显著不同的是:60岁以后发病的老年RA患者以男性居多,急性发病较多,肩和膝等大关节作为首发关节较多,手和足浮肿较常见,并较少累及跖趾关节。急性发病时病人常有全身症状,如身体不适、厌食、体质下降等。皮下结节与类风湿因子滴度密切相关,类风湿因子出现与病程长短无关。老年RA患者有数项检查异常,包括正常色素性正红细胞贫血,白细胞计数中度增高,血小板增加,80％病例血沉加快,50％病人类风湿因子阳性。老年 RA 病人即使治疗得当长期预后也较差。

老年 RA 按其临床表现属中医"痹证"范畴,其病因病机要点与一般痹证相似,但老年体虚,更易感邪。老年 RA 总属正虚邪实,虚实夹杂,故其总的治疗原则应为扶正顾本,攻补兼施。临床当根据虚实之不同、感邪之各异采取相应治疗,首先应辨其因、顾其本,根据病之早晚分别施治,早期以活血化瘀为主,晚期以补肾活血为法。还应重视痰瘀互结在发病中的作用,痰浊不离脾虚,瘀血不离气虚,故应健脾益气、化痰祛瘀。总之,本病分为以下 3 大类型:

1. 营卫失和,外邪入侵

病因病机:由于年老体弱,营卫失调,卫阳不固,更易感受外邪,或劳累汗出,或宿卧潮湿寒凉之地,或涉水冒雨,或汗出浸水,风寒湿邪乘虚侵袭人体,留驻经络关节,气血痹阻不通而为痹。或外感湿热,或素体湿盛,日久化热,或感风热,与湿合并,或素体阴虚,外邪热化,湿热留恋于肢体经络,蕴结壅阻而为热痹。

(1)行痹

症状:四肢关节、腰背疼痛、酸楚,痛无定处,以肩、上肢多见,初起多有畏风、发热之表证,舌质淡,舌苔薄白,脉象浮或浮缓。

治则:祛风通络,散寒除湿。

方剂:防风汤(防风,甘草,当归,茯苓,杏仁,秦艽,桂枝,葛根,羌活)(《宣明论》)加减。

处方:防风、甘草、当归、赤茯苓、杏仁、秦艽、桂枝、麻黄、生姜、大枣。

(2)痛痹

症状:四肢关节及腰、背、肩疼痛剧烈,痛处不移,遇寒加重,得温则减,关节屈伸不利,形寒肢冷,昼轻夜重,舌苔白,脉象浮紧。

治则:温经散寒,祛风除湿。

方剂:制乌头汤(制乌头、麻黄、芍药、甘草、黄芪、蜜)(《金匮要略》)加减。

处方:制乌头、麻黄、芍药、甘草、黄芪、干姜、桂枝。

(3)着痹

症状:四肢肌肉、关节酸楚疼痛,痛有定处,或腰背拘急疼痛,转侧不利,肌肤麻木,患处肿胀,行动不便,舌淡胖,舌苔白,脉象濡缓。

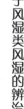

第一部分

名中医对于风湿类风湿的辨治经验

治则:除湿通络,祛风散寒。

方剂:薏苡仁汤(薏苡仁、当归、川芎、甘草、桃仁、石斛、牛膝、生地、附子、细辛、人参、枳壳、柏子仁)(《类证治裁》)加减。

处方:薏苡仁、苍术、羌活、独活、防风、制川乌、麻黄、桂枝、当归、川芎、生姜、甘草。

临证加减:如关节肿胀者,可加萆薢、片姜黄等。如肌肤麻木不仁者,加海桐皮等。

(4)热痹

症状:肢体、腰髋关节疼痛,痛处发热,梅雨季节或暑湿天气疼痛加剧;或肢体关节红肿,得冷稍舒,痛不可触;或关节部伴有肌肤红斑、结节,兼发热,口干,烦躁不安,舌质红,舌苔黄或燥或腻,脉象濡而散。

治则:清热通络,祛风除湿。

方剂:宣痹汤(枇杷叶、郁金、豆豉、射干、通草)(《温病条辨》)化裁。

处方:防己、滑石、薏苡仁、杏仁、砂仁、半夏、赤小豆、连翘、栀子。

2. 气血不足,肝肾亏虚

病因病机:老年体虚,正气不足,或情志不遂,损伤心脾,气血生化不足,或风寒湿热留驻日久,耗气伤精,精气不足,肝肾亏虚,筋骨失养,正虚邪实而为虚痹。

(1)气血不足

症状:久痹不愈,胫酸腰痛,肢节疼痛,时轻时重,甚则屈伸不利,肌肉瘦削;心悸,气短,畏风自汗,神疲乏力,食少纳呆,或大便溏泄,面色萎黄,舌质淡,舌苔白,脉象沉缓。

治则:补益气血,祛邪止痛。

方剂:三痹汤(人参、黄芪、白术、当归、川芎、白芍、茯苓、甘草、桂心、防风、乌头、细辛、生姜、大枣)(《张氏医通》)化裁。

处方:人参、黄芪(酒炒)、白术、当归、川芎、白芍、茯苓、炙甘草、桂枝、防己、制乌头、细辛、生姜、大枣。

(2)肝肾亏虚

症状:久痹骨节疼痛,筋脉拘急,活动后加甚;或肢节变形不可屈伸;腰膝酸软疼痛,头晕耳鸣,神疲乏力;或持续低热,五心烦热,面部烘热,口干咽燥,盗汗,大便秘结,舌质红,少苔或无苔,脉象细数。

治则:补肝肾、强筋骨、止痹痛。

方剂:虎潜丸(牛膝、当归、虎骨、羯羊肉、黄柏、熟地黄、龟甲、知母、白芍、锁阳、干姜、陈皮)《丹溪心法》加减。

处方:黄柏、熟地黄、龟甲、知母、白芍、锁阳、干姜、陈皮、杜仲、鸡血藤。

3. 湿邪壅滞,痰瘀互结

病因病机:老年脾胃虚弱,或外湿内伤脾胃,运化功能失常,水湿停聚,并易与风寒热邪兼夹;久病入络,脉络瘀阻,气血流通不畅;湿聚成痰,痰瘀互结,痹阻经络关节,而使老年痹证迁延不愈,渐致残疾。

症状:痹病日久,关节刺痛,掣痛剧烈,停著不移,或痛而麻木,关节肿胀,不可屈伸,骨节僵硬变形,关节及其周围呈黯红色,伴脘腹痞闷,纳差便溏,舌质淡黯,舌体有瘀点瘀斑,舌苔白腻,脉象细涩。

治则:活血化瘀,化痰通络。

方剂:身痛逐瘀汤(香附、羌活、甘草、秦艽、川芎、地龙、桃仁、红花、牛膝、五灵脂、没药、当归)《医林改错》合除湿蠲痹汤(羌活、甘草、姜汁、苍术、白术、茯苓、陈皮、竹沥)《类证治裁》加减。

处方:秦艽、川芎、地龙、桃仁、红花、牛膝、五灵脂、没药、当归、南星、苍术、白术、茯苓、陈皮、竹沥。

【专方治疗】

补肾通痹汤:羌活、独活、桑寄生、茯苓、川芎、当归、生地黄、海风藤、制川乌(先煎)、制草乌(先煎)、细辛、蜈蚣、僵蚕、白芍、威灵仙、甘草。如恶风怕冷者,加防风、桂枝等;如舌质黯红、肢麻瘀血甚者,加桃仁、红花等;如疲乏无力者,加黄芪、鸡血藤等。

升阳益胃汤加减:黄芪30 g,党参15 g,白术15 g,茯苓15 g,羌活15 g,独活15 g,防风15 g,柴胡10 g,白芍10 g,甘草10 g。如血瘀甚者,加赤芍、乳香、没药等;如肝肾亏虚者,加续断、牛膝、枸杞子等。

黄芪桂枝五物汤加减:黄芪30 g,桂枝10 g,赤芍10 g,甘草10 g,防风10 g,羌活10 g,独活10 g,白术10 g,茯苓15 g,薏苡仁15 g,鸡血藤15 g,雷公藤15 g。如上肢痛者,加桑枝10 g、片姜黄10 g等;如下肢痛者,加川牛膝10 g、防己10 g等;如腰膝痛者,加续断10 g、狗脊10 g、桑寄生10 g等;如关节肿胀者,加萆薢10 g、木通6 g等;如疼痛甚者,加制川乌10 g、制草乌10 g等。

中药熏洗方:桑枝 30 g,当归 15 g,桂枝 15 g,鸡血藤 15 g,丝瓜络 15 g,羌活 10 g,独活 10 g,川芎 10 g,细辛 10 g。

【生活调理】

老年 RA 均是在正气虚弱、抗邪无力的情况下,风寒湿热邪气乘虚而入,出现正虚邪实的证候。若诊断不清、失治或误治,或饮食起居不慎,护理失宜,反复发作,会使病情加重,趋于复杂。疼痛加剧,生活不能自理,严重时关节屈伸不利。若内脏广泛性损害,气血更加虚衰,出现心悸、气短、呼吸困难、腰膝酸痛、肌肉瘦削等,预后不好。故老年 RA 还应注意调摄护理,具体包括以下内容。

生活起居:由于老年人脏腑虚弱,抵抗力差,所以患者所居病室应保持通风干燥,空气新鲜,温度适宜,防潮防湿。根据天气的变化,及时增减衣服,尤其对阳虚卫表不固患者更为重要。病人要注意保暖,以防感冒。对于风寒痹证患者,衣服宜轻暖,使之便于翻身和抵御外邪;对于湿热痹患者,汗多应避风,勤换内衣,保持皮肤、衣被清洁干燥。老年人由于肾气不固,夜尿频多,应避免夜间起床小便而发生跌倒等意外。对于长期卧床患者,应预防压疮。痹病初起,正虚邪盛之际,宜静不宜动,应卧床休息。老年人体力衰退,行动迟缓,活动不便,应协助其肢体活动。对久痹患者,根据体质不同,在病情允许的情况下,可以指导进行适宜的肢体锻炼。如病在上肢可做上肢伸展、屈曲、旋转运动;下肢可随意屈伸、散步等,以促进筋脉舒展,气血通畅。但要注意其活动程度以不感疲倦为宜。

饮食调理:老年痹证患者,宜食清淡少油易于消化的食品,如蔬菜、水果等。但根据老人体质偏虚,亦应经常食用瘦肉、猪心、豆腐、甲鱼等营养丰富食物;或服桂圆、红枣、莲子、黄芪、鸡、猪骨等补益气血、强筋壮骨之膳。宜戒烟酒。

精神调节:对患者态度和蔼、热情、诚恳,消除影响治疗的障碍。向患者介绍疾病的特点及日常生活中的注意事项,使患者积极配合医生治疗疾病,树立战胜疾病的信心。

特殊护理:对病情严重者,要做好详细观察记录,为诊断、治疗提供依据;尤其对服用乌头、附子、马钱子等中药患者,加强巡视,观察有无毒性反应。如发现唇舌发麻、头晕、心悸、脉迟、呼吸困难、血压下降等中毒反应,应立即停药,及时处理。

刘丰晓

骨质疏松症并类风湿之治疗

刘丰晓医师（禹州市中医院，邮编：452570）用中西医结合疗法治疗类风湿性关节炎合并老年性骨质疏松症，疗效确切。

类风湿性关节炎与老年性骨质疏松症均为老年期常见致残性疾病，两者并存在临床上较为常见，其治疗正处于一个反思、讨论、重新探索的阶段。刘丰晓医师中西医结合治疗该病方法如下。

中药

当归四逆加吴茱萸生姜汤（当归，白芍，桂枝，甘草，大枣，细辛，通草，当归，吴茱萸）散剂（装入胶囊）每次 2 g，每日 3 次口服，连续服用 4 个月以上。当归四逆加吴茱萸生姜汤源于《伤寒论》，具有温经散寒、活血通脉作用。现代药理研究证明该方具有显著的降低血液黏度、扩张小血管、改善末梢微循环和抗炎止痛作用。

六味地黄丸（地黄，山茱萸，山药，茯苓，丹皮，泽泻）或金匮肾气丸（六味地黄丸加附子、桂枝）1 日 2 次口服。六味地黄丸、肾气丸是补肾代表方。全部病例均未出现明显毒副反应，可能与并用这些中药有关。

动物实验证明，活血化瘀中药和补肾中药具有保护环磷酰胺抑制的骨髓细胞或（和）促进细胞由 G_1 期进入 S 期的作用。

西药

环磷酰胺片 100 mg，分 2 次饭后口服，连用 4 周后改为每日 50 mg，再维持用药 8 周为 1 个疗程，间隔 9 个月进行下 1 个疗程。用药期间每 2 周查 1 次血象。

苯丙酸诺龙注射液 25 mg，肌内注射，每周 1 次，连用 3 次为 1 个疗程，间隔 12 周后可注射下 1 个疗程，以后每年春秋季节各用 1 个疗程。该药源充足，价格低廉，在老年性骨质疏松症的防治上,具有积极意义。

同时补充足量的维生素 D 与钙剂,摄入适量的热量和蛋白质。

鼓励患者尽可能增加户外活动和进行适当的锻炼。

刘丰晓医师采用中西医结合的方法治疗本病 8 例,取得了较好的临床疗效。

选择 8 例患者,其中男性 2 例,女性 6 例;年龄最大 76 岁,最小 61 岁,平均 67.9 岁;患类风湿性关节炎史最长 24 年,最短 6 年,平均 13.8 年;临床表现关节畸形者 8 例,其中掌指关节尺侧偏斜者 5 例;关节疼痛出现于两组关节者 1 例,三组者 3 例,四组及以上者 4 例;晨僵时间最长者 2.5 小时,最短 40 余分钟,平均 1.6 小时;类风湿因子阳性者 6 例;全部病例均拍手、腰椎、骨盆 X 线平片,发现腰椎压缩性骨折 15 个。

老年性骨质疏松的诊断主要依据年龄、病史、骨痛症状,结合腰椎 X 线片显示骨密度减低,骨皮质变薄,一个以上椎体出现楔形变或双凹形改变。

类风湿性关节炎的诊断主要依据美国风湿病协会 1987 年推荐的分类标准。

疗效评定标准

显效:晨僵时间缩短 50% 以上,骨与关节疼痛等临床症状消失或明显减轻,X 线片示骨密度有所增加,关节破坏无继续加重现象。生活质量明显好转。好转:晨僵时间有所缩短,骨与关节疼痛等临床症状减轻,生活质量有所提高,但 X 线片骨密度无明显改变。无效:治疗 2 个疗程以上,临床症状无改善,X 线片示骨质疏松与关节破坏继续发展,生活质量无好转。

结果全部病例用药期间经跟踪观察 2~5 年,全部病例均未发现明显毒副作用。显效 4 例,好转 4 例。

宋绍亮等

治疗类风肺

宋绍亮（山东中医药大学附属医院，邮编：250011）、李华等医师辨证治疗类风湿性关节炎合并类风肺，在消除症状方面疗效独特。

类风湿肺的胸膜病变属中医"支饮"、"悬饮"之辨证范围，其病因病机为肺虚卫弱，肺失宣通，气不布津，停而为饮，络气不和，故《金匮要略》曰："支饮不得息，葶苈大枣泻肺汤主之。"

【病案举例】

患者女，58岁，干部，1994年10月7日住院。因四肢大小关节疼痛、肿胀1年，伴胸闷、憋气10余天，门诊以"类风湿性关节炎"收入院。患者因受潮湿后致两腕、掌指、近端指、两膝关节肿胀、疼痛，晨起关节僵硬感加重，诊断为"类风湿性关节炎"。坚持服用泼尼松、吲哚美辛、甲氨蝶呤治疗，病情稳定。半个月前，因停用泼尼松10 mg后，逐渐出现胸闷、憋气、胁痛，每以呼吸、转侧、咳嗽时加重，夜间不能平卧。查体：体温37.8 ℃，脉搏102次/分，呼吸23次/分，血压16.0/10.0 kPa。痛苦貌，坐卧位，口唇发绀。胸部呼吸运动减弱；触觉语颤消失；叩诊第10、第11肋间呈实音；听诊两肺底有支气管呼吸音及湿性啰音。两膝、腕、掌指、近端指关节中度肿胀、压痛，功能2级。实验室检查：WBC 10.8×10^9/L，RF64阳性，C-反应蛋白阳性，IgM、IgA、IgG增高。胸部CT示两下肺中等积液，肋膈角变钝，右侧胸膜肥厚。结论为两下肺中等积液，右侧胸膜肥厚。西医诊断：①类风湿肺；②类风湿性关节炎。中医诊断：①悬饮；②热痹。治疗：①持续吸氧。②甲泼尼龙1 g加入0.9%的生理盐水500 ml中静脉点滴，连用3天。之后，早8点顿服泼尼松60 mg，病情稳定后递减。③新灭菌2 g加入0.9%的生理盐水250 ml中静脉点滴，每日1次，连用5天。④中药葶苈大枣泻肺汤加味：葶苈子

30 g,大枣 10 枚,雷公藤 20 g(先煎 30 分钟),金银花 24 g,蒲公英 18 g,夏枯草 24 g,桑白皮 24 g,重楼 30 g,黄芩 12 g,生甘草 9 g。3 剂,水煎服,日 1 剂。

二诊:使用以上方案治疗 3 天后,夜间能平卧休息,体温正常,右肺底闻及支气管呼吸音及湿性啰音。效不更方,10 剂,水煎服,日 1 剂。

三诊:病情稳定,复查胸部 CT 示右肺底仍有小量积液,胸膜肥厚无改善。四肢大小关节轻度肿胀、压痛,功能 1 级。

之后,多次做胸部 X 线、CT 片为右侧胸膜肥厚。关节肿胀、疼痛消失,关节功能基本正常。1 年后递减至停用泼尼松。为防止类风湿性关节炎复发,长期服用清痹片,随访未复发。

【按语】

本病诊断的依据有 3 点:①符合类风湿性关节炎活动期的诊断标准,即患者为女性,晨起关节僵硬感及疼痛加重;以小关节为主的肿胀;实验室检查有 RF 阳性、ESR 增快、C-反应蛋白阳性等活动期指标。②胸膜炎的症状及体征,胸部 CT 的结论符合类风湿肺。③有长期服用糖皮质激素而骤停史。

中年之后肾上腺皮质分泌的糖皮质激素逐渐减少,上述病人为年长患者,有长期依赖使用糖皮质激素史,类风湿活动期并没有得到控制而停用了泼尼松,因此,关节症状加重,继而形成了类风湿肺。

糖皮质激素能抑制前列腺素合成;对磷脂酶及其他多种酶活性有抑制作用;对免疫系统有强力抑制作用;并可降低透明质酸的合成,降低滑膜血管通透性等多种生物活性。因此首用甲泼尼龙 1 g 冲击可迅速控制肺部的症状。

中医处方中重用葶苈子、桑白皮泻肺行水;黄芩、金银花、蒲公英、鱼腥草清肺火,解热毒;夏枯草散结解毒;大枣、甘草缓和雷公藤之毒性,顾护胃气;雷公藤配生甘草具有清热解毒、通络止痛的功效,现代药理研究表明二者具有类皮质激素样的作用。因此,全方能抗炎、止痛、消肿,对消除类风湿肺及关节症状具有显著作用。

陈慈煦

风心病辨治

陈慈煦教授（1913—1983）为黔中名医，业医50余载，临床经验丰富，在风湿性心脏病治疗方面颇有心得。

中医学文献中，虽然没有风湿性心脏病之名，但中医多从"水肿"、"咳喘"、"咳血"、"心悸"等论治。如《素问·痹论》曰："心痹者，脉不通，烦则心下鼓，暴上气而喘。""脉痹不已，复感于邪，内舍于心。"

本病的主要症状如水肿、气喘、咳血、心悸等，古代文献亦有不少论述。《素问·平人气象论》说："颈脉动，喘，疾咳，曰水。目裹微肿，如卧蚕起之状，曰水。"又《素问·水热穴论》说："水病下为浮肿大腹，上为喘呼，不得卧者。"《外台秘要》说："心咳，咳而吐血"，这里明白指出了心脏疾患而引起的咳血。清代张璐说："心不惕惕然跳，筑筑然动，怔怔忡忡，本无所悸，自心动而不宁，即所谓悸也。"对心脏病心悸的描写十分逼真。

本病之病机是风寒湿邪由经脉传入心，心阳受损；心为火脏，火衰则脾阳亏虚，脾虚弱不能制水，水气横溢而成水肿；脾虚不能滋生肺金，则肺气虚，气虚不能化津而成水；水气射肺则为咳为喘；水气凌心则悸。说明本病病机与水有密切关系。本病病程一般较长，病久则心血不足，气血两虚，心阴亦亏，心火独亢，灼烁肺金，则为咳血。气虚不摄血，亦可咳血。

本病的治疗原则，重在治水为要。而治水之关键在于调整肺、脾、肾三脏的机能，使肺之通调、脾之健运、肾之开合恢复正常，其中尤以脾肾为重要。朱丹溪说："治水肿大法，宜调中健脾，脾气实自能升降运行，则水湿自除，此治其本也。"肺有治节之权，脾有砥柱之力，实为本病治疗之关键。陈教授治疗风湿性心脏病心力衰竭，则多从调中健脾、利水为主治疗，可辅以镇心安神、肃肺平喘、止咳化痰、补气益血等方法，并灵活加减,取得满意效果。以下举3例验案,这3个病例未服过毛地黄类药物,而单纯用中药治愈,说明中医中药对本病的治疗有较好的效果。

【病案举例1】

范某,女,28岁。因心悸、短气4年余,近1周加重并全身浮肿而住院就诊。症见:端坐呼吸、全身浮肿、尿少、纳差、心慌、心悸、舌质淡、舌苔薄白、脉象沉细而弱等。查:血压110/60 mmHg,两腋下可闻及湿性啰音。心界扩大,心尖区可闻及收缩期吹风样杂音,向左腋下及心前区传导,心尖区可闻及舒张期雷鸣样杂音。腹部有移动性浊音,肝在肋下三横指扪及,脾刚扪及,两下肢凹陷性浮肿。诊断:风湿性心脏病,二尖瓣闭锁不全及狭窄,心界向左扩大,心衰Ⅲ度。辨证:脾虚,土不生金,肺失通调,水湿潴留。治法:当健脾益气,利水平喘。处方:黄芪9 g,白术12 g,朱茯神15 g,泽泻15 g,木香9 g,椒目9 g,百部15 g,木防己12 g,大腹皮15 g,杏仁12 g,龙齿15 g,姜汁炒桑白皮12 g。4剂,水煎服,每日1剂。

二诊:药后,小便增加,下肢肿消,再进3剂,水煎服,每日1剂。

三诊:服药后能平卧,并能下床活动。此方加减进治。

住院31天后,心衰控制出院。

【病案举例2】

李某,女,42岁。曾有20余年关节炎病史。患者因心悸、气喘、咳嗽4日,面部及四肢浮肿半个月入院。症见端坐呼吸,心悸气累,咳嗽吐泡沫状痰,夜不能卧,面部及下肢浮肿,尿少舌质红,舌苔薄灰,脉象浮虚等。经查:血压116/86 mmHg,肺左前及后下方均可闻及收缩期吹风样杂音和舒张期雷鸣样杂音。肝在肋下6 cm、脾在肋下4 cm处可扪及。双下肢水肿,腹部有移动性浊音,血沉115 mm/h。诊断:风湿性心脏病,二尖瓣闭锁不全及狭窄,心脏扩大,心衰Ⅲ度。辨证:水气射肺,肺失肃降,不能通调水道而下输膀胱,水湿停留,溃脾凌心。治法:宜肃肺平喘,利水安神。处方:苏子12 g,杏仁12 g,白术12 g,云茯苓15 g,橘红9 g,泽泻15 g,浙贝12 g,龙齿15 g,炒枣仁12 g,姜汁炒枇杷叶12 g,朱麦冬12 g,姜汁炒桑白皮9 g。3剂,每日1剂,水煎服。

二诊:服药3天后,咳喘、心悸见减,水肿开始消退。仍以上方服用。

三诊:服药1周后,水肿全消,可下床活动。处方无大变化,仅方中加半夏12 g一味外,方药未变。

四诊:住院20天,除肝脾未见明显缩小外,余症均减。

于水肿消退、心衰控制后出院。

【病案举例3】

吴某,女,39岁。因心悸、短气6年,加重伴全身浮肿6日入院。

端坐呼吸,面目虚浮青黄,双下肢浮肿,心悸气短,眠差多梦,不思饮食,全身关节疼痛,尿少,不能平卧,舌质淡紫,舌苔黄腻,脉象细数无力,查:BP 110/70 mmHg,两腋下可闻及湿性啰音。心界扩大,心尖区可闻及收缩期吹风样杂音和舒张期雷鸣样杂音,向左腋下传导。肝在肋下4 cm,脾在肋下15 cm处扪及。双下肢凹陷性水肿,腹部有移动性浊音,血沉102 mm/h。西医诊断为:风湿性心脏病,二尖瓣闭锁不全及狭窄,心界扩大,心衰Ⅲ度。中医辨证为脾虚不能运化水湿,水湿停留,水气攻心,脾虚化源不足,加之病久而致气血两虚。治法:当健脾利水,益气养血,宁心安神,佐以疏风活络。处方:黄芪15 g,潞党参15 g,炒白术12 g,炒枳壳6 g,砂仁4 g(后下),朱茯苓15 g,车前子(包煎)10 g,泽泻10 g,炙甘草6 g,当归9 g,鸡血藤10 g,川芎6 g,丹参9 g,秦艽9 g,甘菊花9 g,炒谷芽9 g,炒麦芽9 g。6剂,水煎服,每日1剂。

二诊:服药6剂后,诸症减轻,水肿明显消退,并能下床活动,效不更法,原方加减进治30剂,水煎服,每日1剂。

三诊:肝缩小2 cm,脾缩小1 cm,水肿全消,心衰控制而出院。

自我护膝三法之膝跪足面法(一)

(1)**基本姿势**:①两手叉腰,两脚并拢,身体中正直立。②臀缩紧,胯前靠;肩胛骨外撑把背撑圆,两肩微内扣,含胸收腹(不能瘪肚子),腰部放松,两肘微前合;头上顶,下颏内收;两膝放松,脚腕放松,慢慢屈膝尽量向下跪,使上身与大腿成一斜直线——要慢慢往下跪,用意念将膝部鹤顶穴提一下,然后想像双膝跪到脚面上去。③百会向前上方上顶,带动身体慢慢直起,全身放松,恢复动作。做第三个动作时要慢,一定要用百会上顶把身体慢慢带起,使身体力点由膝转至足。

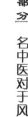

夏俊杰等

夏氏等辨治风心病

夏俊杰、马利宣等医师（山东省临沂市中医医院，邮编：276002）辨证治疗风湿性心脏病，取得一定疗效。

风湿性心脏病是临床上的常见病,中西药物治疗均难以速效。夏俊杰等医师采用中医辨证分型的方法治疗该病,收效显著,现将其治疗经验总结如下。

一、疏风通络,清热宁心法

适用于:风湿热邪侵袭机体后,既走窜经络,流注关节,又袭于心脏,使关节与心脏俱病。

主要症状:见心悸、烦闷不安,动则尤甚,一个或多个关节疼痛、屈伸不利,或伴有发热恶风,口渴,舌质红、舌苔黄,脉象数或滑数或结代等。

基本方药:忍冬花30 g,忍冬藤30 g,连翘15 g,牛蒡子10 g,栀子6 g,丹参20 g,豨莶草30 g,秦艽15 g,虎杖15 g,赤芍12 g,薏苡仁30 g,乌梢蛇15 g等。

【病案举例1】

张某,男性,19岁,学生,1996年11月8日初诊。游走性大关节疼痛12天,先是右腕,继则左腕、双膝、双踝等关节均有游走性疼痛,并伴有心前区不适、疼痛,活动后心慌加重,发病前有咽痛史,舌边尖红,舌苔薄黄,脉象浮数。扁桃体Ⅰ度肿大,听诊心律96次/分,心尖部闻及收缩期吹风样杂音。心电图示:窦性心动过速,ST段及T波降低,QT间期延长,查血沉68 mm/h,ASO 800 U,C-反应蛋白阳性。诊断为风湿热,辨证为风热侵袭,痹阻经脉,内舍于心。治以清热为主,佐以疏风除湿,药用以上基本方加青风藤15 g,日1剂,水煎服。

二诊:11月29日,服药后关节疼痛明显减轻,心律79次/分。上方忍冬藤改为

15 g,去栀子,加防风 10 g。日 1 剂,水煎服。

三诊:12 月 26 日,服药后关节疼痛及心慌等症状消除,心电图恢复正常,查血沉 9 mm/h,ASO 250 U,C-反应蛋白阴性,临床治愈。以上方去栀子、赤芍,加川芎 10 g。10 剂,日 1 剂,水煎服以巩固疗效。

1 年后随访未复发。

【按语】

患者虽有心神不安的症状,但仍以邪实为主,故以大量清热毒、祛风湿药治之,使邪除心无所扰而神自安,这也符合治病求本原则,若风湿病邪不祛,继续侵袭心脏,就会加重心脏受损,发展成为惊悸怔忡、水肿等,变生痼疾他证,难以根治。

二、益气养阴法

适用于:风湿热邪由血脉内舍于心,耗气伤阴而致风湿未祛而气阴损伤。

主要症状:见关节疼痛、屈伸不利,心悸失眠,胸闷或胸痛,气短、动则更甚,舌质偏红、舌苔薄白或少,脉象濡或细数或结代等。

基本方药:党参 15 g,麦冬 10 g,生地黄 15 g,五味子 10 g,丹参 20 g,炙甘草 12 g,豨莶草 30 g,秦艽 15 g,木瓜 15 g,川芎 12 g,红花 12 g 等。

【病案举例 2】

张某,女性,23 岁,农民,1997 年 2 月 17 日初诊。3 个月前出现发热,最高时体温达 38.0 ℃,游走性大关节疼痛,心悸胸闷,经当地诊所治疗后,体温已降至正常,但关节疼痛未愈,且心悸胸闷加重,活动后气短。就诊时二尖瓣听诊区闻及双期杂音,舌质淡红,舌苔少,脉象细数,左腕关节略有肿胀并压痛,右腕关节、右膝压痛。心脏彩色多普勒示:二尖瓣狭窄并闭锁不全。查血沉 59 mm/h,ASO 400 U。诊断为风湿性心脏病,二尖瓣狭窄并闭锁不全。辨证为气阴两虚,湿热痹阻,气阴两伤。治以益气养阴,佐以祛风除湿,药用以上基本方加桑寄生 12 g,日 1 剂,水煎服。

二诊:3 月 13 日,服药后关节痛及胸闷已基本消除,上方豨莶草改 20 g,日 1 剂,水煎服。

三诊:4 月 11 日,服药后关节已无疼痛感,心慌、胸闷等症状消除,听诊二尖瓣听诊区杂音较前减轻,查血沉 5 mm/h,ASO 250 U,嘱以上方继服 15 剂,日 1 剂,水煎服,以巩固疗效。

【按语】

从本病例可以看出,由于反复发热不愈,风湿热邪伤及气阴而邪气未除,虚实夹杂,若过用清热、疏风、除湿之燥剂,则邪未除而正气进一步耗伤,加重病情,因此用药虽祛邪而不过于辛散温燥,无损正气,不过于疏散,急于求成;虽补益而不壅滞,无敛邪之弊,而是通过扶正祛邪,调整阴阳,以达到治愈疾病之目的。

三、温阳利水法

适用于:风湿病邪内舍于心,耗气伤阳,日久心肾阳虚,水湿泛滥,风湿症状多不明显却以阳虚证候为主。

主要症状:见面色晦暗,心悸怔忡、动则气喘,重者喘不得卧,手足不温,腰以下肿甚,舌质淡、脉象沉细或结代等。

基本方药:制附子 10 g,桂枝 10 g,茯苓 30 g,黄芪 15 g,防己 15 g,五加皮 15 g,白术 12 g,泽兰 12 g,薏苡仁 30 g。

【病案举例 3】

刘某,男性,36 岁,农民,1996 年 12 月 17 日初诊。有风湿性心脏病史 9 年,经常心悸胸闷气短,活动后症状加重。近半个月来症状加重,活动后气喘,且出现双下肢水肿,不能平卧入睡,食欲差,小便不利,面色晦暗,舌质淡,舌苔白滑,脉象沉细促。听诊心率 95 次/分,心律不齐,心音强弱不一,二尖瓣听诊区有双期杂音,三尖瓣听诊区有收缩期杂音。心电图示:电轴偏左,P 波增宽,左心室大,心房纤颤。心脏彩色多普勒示:二尖瓣狭窄并闭锁不全,三尖瓣关闭不全。以基本方加党参 12 g,车前子 15 g。日 1 剂,水煎服。

二诊:服上方 15 剂后,病情明显好转。

三诊:1997 年 1 月 8 日,服药后心悸气喘、水肿等症状消除,心律恢复正常,上方去车前子,继服 10 剂。

【按语】

本病例特点是:本虚以心肾阳虚为主,标实以水肿为主,而肢体关节症状次之,或关节症状不明显,故先以温阳利水法为主治之,待肿消阳复后再根据病情适当结合祛风湿药物治之。许多此类患者虽无关节疼痛等风湿痹症状,但心脏受损症状却逐渐加重,甚至出现变证,这说明患者体内确有风湿伏邪,隐匿不显,使正气慢慢受损而病情加重,因此,本病例虽无风湿症状,治疗用药时也选用了一些既能调整阴阳,利水消肿,又能祛风湿的药物,如黄芪、桂枝、五加皮、防己等在方中一药多用,在消除伏邪、控制心脏受损方面都起到了积极的作用。

四、散瘀逐邪法

适用于:血流不畅,脉络痹阻,发展为以心脉瘀阻为主要证候特点的病症。

主要症状:见两颧紫红,心悸怔忡、或有心痛,唇舌青紫、或有瘀斑,脉象细涩或结代。

基本方药:丹参30 g,川芎15 g,鸡血藤30 g,地龙12 g,当归12 g,苏木10 g,姜黄10 g,琥珀3 g(研细分吞),桂枝10 g,茯苓30 g,夜交藤30 g,寻骨风15 g,炙甘草12 g。

【病案举例4】

赵某,女性,36岁,教师,1995年2月17日初诊。于13年前春季患风湿热,当时经抗风湿治疗后,症状消除,但日后又多次复发,经治疗均有好转。3年前逐渐出现心悸、胸闷、动则气喘等症状,诊为风湿性心脏病。本次就诊时症见心慌胸闷、动则气喘、不能平卧、两颧紫红、舌黯有瘀斑、脉象细涩等。心脏彩色多普勒示:风湿性心脏病,二尖瓣狭窄并关闭不全,三尖瓣关闭不全,左右心室均大。肝肿大并下移。辨证为心血瘀阻,脉络不通。基本方去姜黄、鸡血藤;加黄芪15 g,党参12 g,日1剂,水煎服。

二诊:3月9日,服药后,心慌气喘及面色紫红等体征均消除。

继用上方半个月,以巩固疗效。

【按语】

在风湿痹病过程中出现以心脉瘀阻为主要证候特点时,多说明心脏阳气受损较重,如慢性心瓣膜损害,导致血液动力学的改变,或形成不同程度的充血性心力衰竭,治疗虽以活血化瘀为主,但药性应以平和为宜,不可攻伐太过,一些作用峻猛的药物应尽量避免,若用之不当,还会耗气伤血,起不到治疗作用。由于患者心悸,也常加用一些安神药物对症治疗,考虑到有瘀阻邪实的因素,应避免使用酸敛之品,使祛瘀、安神与祛风湿三者有机地结合在一起。

苏 励

治疗类风湿性关节炎特色用药

苏励教授（上海中医药大学附属龙华医院，邮编：200032）系上海中医药大学附属龙华医院风湿科主任，长期致力于风湿病的临床诊疗及研究，其审证细微，组方严谨，用药灵巧，效验颇丰，尤其在类风湿性关节炎止痛治疗方面极具匠心，多富巧思。

类风湿性关节炎治疗切不可偏执一端见痛驱痛，当详辨寒热、虚实、气血、阴阳，抓住类风湿性关节炎的病变本质及特点，在辨证基础上合理应用止痛药，灵活变通，治之有道，真正阻断类风湿性关节炎病情发展。类风湿性关节炎临床多以痹痛为苦。痹痛的病因病机概之多有营卫气伤、脉络引急、寒热不和、气血不通、血脉虚涩、阳衰阴竭等诸端。治之有祛风、散寒、理气、活血、柔筋、缓急等数法之别。

类风湿性关节炎疼痛病机主要为气血闭阻，不通则痛。治法宜宣通。主张以简驭繁，推崇叶天士"非通不能入脉，非涩无以填精"。同时治疗也应符合病变规律，用药止痛亦有层次性。

1. 辨证与辨病论治

如为风寒湿痹者，辛而温之，振奋阳气，驱邪外出；如为热痹者，清热解毒，化湿和络；如为久痹阳虚者，温补参以温通、温散；如为久痹阴虚者，阴柔剂中须体现静中有动。

药物：在辨证用药止痛同时结合药理研究，实验证明乌头、青风藤、细辛、祖师麻、独活、海桐皮、木瓜、五加皮、威灵仙、徐长卿、闹羊花、白花蛇、全虫、蜈蚣、元胡、防风等药，均有镇痛、镇静或抗炎作用，临床随证辄取一二融入辨证方药中，确有画龙点睛之妙。

2. 分期论治

分病在皮毛、经络、筋骨、脏等不同时期而论治。

如病在皮毛者,治以温通轻扬、走表宣窍,取意"邪在表者,汗而发之",驱邪止痛。选用花草类药物,如麻黄、桂枝、防风、羌活、独活等。

如在经络者,常用四藤一仙汤(青风藤、忍冬藤、络石藤、海风藤、威灵仙),通络止痛,涌泄血分伏邪,以防病进。

如病在筋骨,关节或漫肿,或变形、强直僵硬,多为痰瘀附骨、盘踞骨空,非草木之品所能为功,治疗当以血肉有情、虫蚁走窜之品拔毒逐痰,剔络止痛,药用僵蚕、地鳖虫、山甲、乌梢蛇、全蝎、蜈蚣等。

如病在脏者,扶正达邪,以养为通,柔润止痛,不可一味攻伐,犯虚虚之弊。

3. 引经论治

苏励教授临床中主张整体结合局部,辨病位用药。

类风湿性关节炎上肢痛者,加羌活、桑枝、姜黄、威灵仙等;下肢痛者,加独活、牛膝、木瓜等;腰痛者,择川断、杜仲、桑寄生等;四肢小关节红肿疼痛者,选露蜂房、细辛、漏芦、西河柳、忍冬藤、宽筋藤、地龙等;颈肩痛者,佐用葛根、桂枝、鹿衔草、羌活、独活等;两踝痛者,选油松节、钻地风等;颞颌关节痛者,用白芷、细辛等;筋脉拘挛者,投木瓜、白芍、伸筋草等。

4. 对药治疗

乌头配麻黄。乌头味辛苦,性热,有毒,其力猛气锐,内达外散,能升能降,搜风胜湿,通经络,利关节,凡凝寒痼冷皆能开之通之。麻黄辛微苦而温,入肺、膀胱经,其性轻扬上达,善开肺郁,散风寒,疏腠理,透毛窍。二者配伍,同气相求,药力专宏,外能宣表通阳达邪,内可透发凝结之寒邪,外攘内安,痹痛自无。然乌头有川乌、草乌之别,不可不分,可能与其通里攻下解毒作用有关,内服用制川草乌 6~12 g,外洗用生川草乌 15~30 g;疼痛剧烈者,川乌、草乌并用。

青风藤配威灵仙。威灵仙辛散善走,性温通利,行十二经。既可驱在表之风,又能化在里之湿,通经达络,可宣可导,为风湿痹痛之要药。青风藤辛温善达,祛风除湿,通络止痛,兼以散瘀消肿,其内含物青风藤碱抗炎镇痛。二者相合,引经达节,行筋通络,类风湿性关节炎所有疼痛皆可用此二味,仅此方也能使浊去凝开,气通血和,邪蠲痛止。

露蜂房配细辛。露蜂房味微甘而性平,有小毒,可解毒疗疮,散结消肿,祛风除痹;而细辛辛温性烈,善于祛风除湿,散寒止痛,下气豁痰,通过研究发现其有明显的抗炎、镇痛及局部麻醉功效。两者配伍后以细辛之升散,露蜂房之灵动,共奏消肿散结、通络止痛之功。主要适用于类风湿性关节炎以小关节为主的疼痛、肿胀、屈伸不利、骨节变形等。临床常用剂量为露蜂房9~30 g,细辛6~15 g。若小关节积液肿痛明显者,再加汉防己、泽兰,消肿止痛;若关节局部热象重者,加岗捻根、虎杖根,泻热通络止痛;若关节僵硬胶着而痛者,加豨莶草、徐长卿,驱风逐毒止痛。

土茯苓配土贝母,忍冬藤合地龙。适合类风湿性关节炎之热痹,小关节肿胀热痛,梭状变形者。

僵蚕配乌梢蛇。僵蚕、乌梢蛇因其血肉之质、动跃之性当为剔痰逐瘀之良品。僵蚕味咸而辛、性平,入肝、胃、肺经。其得清化之气,僵而不腐,疏风化痰散结,熄风解痉;乌梢蛇甘平无毒,入肝经血分,定惊止痉,乃截风之要药。二者配伍,一升一潜,气血并走,痰瘀共逐,外切肌肤,内达骨节,透骨搜络,以蠲痹痛。并以全蝎、蜈蚣、地鳖虫、水蛭、蚂蚁、穿山甲等当有合群之妙,其入隧络,功剔痼结之痰瘀,旋转阳动之气。

女贞子配白芍。类风湿性关节炎病久,灼阴伤血,脉络涩滞,不荣则痛,症现关节疼痛、骨萎肉缩、筋脉拘急者,用女贞子配白芍滋阴养血,和络止痛。女贞子,甘苦微寒,入肝、肾经,有养阴气、益肝肾、补腰膝、壮筋骨之效;芍药酸苦微寒,入肝、脾经,养血敛阴,柔肝止痛。相伍酸甘化阴、甘寒通阳、缓急止痛,在抗炎、镇痛、缓解肌痉挛方面有协同增效之功。女贞子、芍药用于缓急止痛时药量宜大,可用 30~60 g,量少则无功。

首乌与鸡血藤亦能滋阴养血,柔筋濡络止痛。

羌活配独活。羌活、独活辛苦而温,均有祛风胜湿、散寒通痹之功,常相须为用。羌活气味雄烈,入太阳经,直上巅顶,横行肢节,疏营卫,散风寒,主疗上身之痹痛;独活味淡,性缓和,主入少阴,善除下焦之伏风湿邪,二者相伍,则营卫通和,百脉流畅,一身尽痛者可除。类风湿性关节炎证属风痹,肢节疼痛游移不定,或类风湿性关节炎疼痛与天气变化相关,如阴雨天或遇风受潮疼痛加重者,均宜投以羌独活,发表散邪,温通止痛。

韩树勤

风湿性关节炎对药及虫类

韩树勤老中医（北京同仁医院，邮编：100001）从医40余年,早年曾师承京城名医董怀一,临床善治风湿性关节炎。治疗该病时,韩树勤老中医在辨证施治的基础上,多采用对药及虫类药有针对性地治疗。

防风、防己二者合用,走遍全身之肌表,但防风重走上肢,防己走下肢,上下贯通,共奏祛风散寒除湿、通络止痛之效,以治风寒湿痹、关节疼痛、四肢挛急等症,使病家一身风湿热痛悉尽蠲之,相得益彰。

桑枝与桑寄生。桑枝搜风祛风,通经络,达四肢关节而偏于走下肢,用于风湿痹痛、四肢拘挛、关节疼痛等症。桑寄生通达下焦而通脉络,可用于治风湿痹痛,对肝肾不足、腰膝酸软无力者尤为相宜。因而本对药在治疗风湿痹痛时,重在治疗下肢之风寒痹痛、肿胀诸症,功专祛风湿拘挛,以助筋骨、益血脉,共达除风湿痹痛、腰膝酸痛、四肢拘挛之目的。

羌活与独活。羌活祛风通络走上焦,善于窜走上肢肌表,能散肌表游风及寒湿之邪,通利关节而止疼痛,故用于治疗风湿所致之头身疼痛,以及风寒湿邪所致的关节疼痛,尤宜于上半身之关节疼痛以及头痛。而独活祛风胜湿善走下焦,祛风寒通下焦,治疗风寒湿所致腰痛或腰腿疼痛,是治疗两足痿痹难以行走的要药。二者合用,各得其所,而祛一身之风寒湿诸邪,从而减轻病家之苦痛。

秦艽和柴胡。风湿性关节炎多有湿热郁久不畅者,全身湿重困着,舌体胖,多见午后低热,故用本对药,清利湿热,祛风止痛,舒筋通络,走半表半里,解肌腠之热,以达共除湿热之目的。用于治疗风湿痹痛、关节拘挛,对痹证有发热、关节红肿等热象者更为适宜。

牛膝与杜仲。牛膝主下部血分,善行而通血脉,利关节,适用于因湿热下注所引起的足膝关节红肿疼痛,长于治疗身半以下的腰膝筋骨酸痛;杜仲主下部气分,舒筋活血,通络止痛,二者一气一血,共奏补肝肾、强筋骨、活血止痛之效,以祛腰膝之痿痹、下肢关节之红肿疼痛等症,为临床治疗所实用。

全蝎。在用对药的同时,根据病证的临床特点,适时、适症地配伍全蝎,取其走窜四肢、搜尽一身之风邪的特性,通经活血止痛。

小白花蛇。典型的类风湿性关节炎,寒湿胜者必配伍小白花蛇,以止全身各小关节尤其是脊柱关节之疼痛,祛其寒湿之邪,以通经络,利关节,止疼痛。

蜈蚣亦窜脊柱而走膀胱经,搜太阳经之风寒湿邪。

细辛升阳走表,搜经络之风邪。临床配伍得当,可取得满意的治疗效果。

自我护膝三法之膝跪足面法(二)

(2)动作要领:此式中心环节为动作②。做好这一动作,先要做好缩(或称裹)臀、靠胯和使躯干与大腿成一向前下方倾斜的直线,最后使膝部成为支撑全身重力之支点——要点是缩臀、靠胯,臀部和尾骶尽量往前靠,使躯干与大腿成直线;臀在大腿根部不能弯曲,这样就把整个身体的重力放在膝盖上。此时要尽力坚持一段时间不动,累了也要再坚持一下,使气壅集于膝部,直到实在坚持不住了,再慢慢起来。在起的过程中,注意不要用腿往起拱,而要用百会穴往起领,把身子带起来。膝盖放松了,聚集到膝盖的气血如打开水闸似的一股热流直冲脚上。跪的时间坚持得越长,腿就越酸痛得厉害,热感就越明显。如果跪的姿势越低,把膝闭住了,气下不去,起时便冲得越透彻,有的能冲到脚心或脚趾。这样往下一冲,就把下面的经络气血通路冲通了,在冲通了经络气血通路之后,再做下跪的动作,气血就堵塞不住了,跪着也能通过了。从养生的角度看,做此式一般跪到 40°～50°就行了。此式对一般下肢的病,如关节炎、骨刺、静脉炎、风湿治疗效果比较好。

次仁德吉
西药藏药两结合

次仁德吉医师(西藏自治区藏医院)运用藏医、西医结合治疗风湿性关节炎、类风湿性关节炎,疗效满意。

藏医理论认为风湿性关节炎、类风湿性关节炎是"龙"、"赤"、"培根"三大因素混合型疾病。此时机体吸收营养能力下降,黄水增多,浸驻骨肉筋腱,凝结于关节而发病。根据藏医病机辨证论治,把"龙"、"赤"、"培根"的紊乱,恢复到原有的平衡状态,以达到治愈的目的。

根据藏医对风湿性关节炎及类风湿性关节炎的认识,把该病分为3个治疗期。

1. 前期(汤药治疗期)

患者入院的前5～7天,根据藏医理论和病情首先选用藏药列志阿汤进行前期治疗。

2. 中期(药物治疗期)

根据病情运用藏医常用有效的治疗风湿性关节炎、类风湿性关节炎的药物。如:凌晨交替口服常觉和擦觉;早上:桑登尼阿;中午:桑培罗布;晚上:珍才尼阿。同时根据具体的病情不同、体质的不同,间隔服用白琼十五味及桑登尼松等藏药。

3. 后期(药浴治疗期)

根据藏医对此病的独特治疗方法,经过80多天的药物治疗后,为巩固治疗的效果和防止复发,让患者做五味甘露浴精的药浴,7天为1个疗程,每日2次。在此期间注意患者有无反应。经过7天14次药浴后,再次复查血(RT)、血沉(ESR)、血清类风湿因子(RF)等达到基本或完全正常。98%左右的患者四肢活动自如,食欲及精神均良

名中医对于风湿类风湿的辨治经验

好,其他症状也基本消失,变形的关节也基本恢复原样。

上述藏药均有消炎、祛风除痹、消肿、止痛、干黄水、抗风湿、活血通络等功效。

同时根据病情适当运用西药,如青霉素、氨苄青霉素、先锋类等,进一步抗炎治疗,且补充人血蛋白。

该病疗程为90天。

选50例病人,其中男性32例,女性18例,年龄最大63岁,最小31岁,病程最短的6周,最长的15年,其中类风湿性关节炎20例,风湿性关节炎30例。

经过以上治疗,50例患者中,痊愈27例,占54%,显效15例,占30%,好转7例,占14%,无效1例,占2%,总有效率达98%。

通过临床治疗证明,以藏药为主,同时适当运用西药,藏西结合治疗风湿性关节炎、类风湿性关节炎,不但治愈率高,而且能够取长补短,标本兼治,在临床上具有理想的效果。

穴位贴敷治疗关节风湿疼痛

用川乌头(或草乌头)100 g,樟脑10 g,共研为细末,用醋调成弹子大小,置于足心(涌泉穴)踏住,足下放微火焙烤,温度以使人能耐受为度。同时用衣被围住身体,使汗出如渑,即生效。此法可治足部肌肉疲劳与足、膝等关节风湿疼痛等病。

张忠群

中西结合治类风

张忠群、刘建民、宋群利等医师（驻马店市中医院，邮编：463000）中西医结合治疗类风湿性关节炎，疗效满意。

张忠群等医师自拟补肾除痹汤的基本方为：补骨脂 10 g，川续断 20 g，杜仲 15 g，怀牛膝 15 g，伸筋草 30 g，千年健 15 g，制附片 9 g，土鳖虫 12 g，白芍 12 g，生薏苡仁 30 g，鸡血藤 30 g，乌梢蛇 15 g，僵蚕 12 g，羌独活各 10 g。每日 1 剂，水煎，头两汁混合后分 2 次温服，第 3 汁适当多加水，进行熏洗或泡手脚。

方解：基本方中用补骨脂、杜仲、川续断、怀牛膝补肾壮骨；制附片温肾祛寒；羌活、独活、伸筋草、千年健祛风除湿；白芍既能养肝柔筋止痛，又能防止温药过燥；生薏苡仁健脾化湿舒筋；土鳖虫、鸡血藤活血化瘀；乌梢蛇、僵蚕祛风通络解痉，共奏补肾强骨、健脾益肝、祛风除湿、活血通络之效。

临证加减：如寒邪重者，加制川乌、干姜等；如热重者，加石膏、知母等；湿热重者，加忍冬藤、苍术、黄柏等；如上肢关节痛甚者，加姜黄、桂枝、葛根等；如腰腿痛甚者，加木瓜、桑寄生等；如瘀血明显者，加桃仁、红花、赤芍等。

中药每日 1 剂，水煎，头两汁混合后分 2 次温服，第 3 汁适当多加水，进行熏洗或泡手脚。

张忠群等医师采用中西医结合治疗类风湿性关节炎 56 例，并设西医对照组 37 例进行比较。选门诊或住院病人，随机分为两组。治疗组 56 例，其中男 16 例，女 40 例；年龄最大者 76 岁，最小者 19 岁；病程最长者 38 年，最短者 3 月。对照组 37 例，其中男 12 例，女 25 例；年龄最大者 74 岁，最小者 20 岁；病程最长者 39 年，最短者 2 个月。两组病例经统计学处理，无明显差异（$P > 0.05$）。全部病例符合美国风湿病学会的诊断标准。

治疗方法:对照组用布洛芬片0.5g,每日3次口服,有消化性溃疡者改用扑热息痛片0.3g,每日4次口服,甲氨蝶呤片10mg,每周1次口服。

治疗组在对照组用药的基础上,再用补肾除痹汤加减。

根据全国中西医结合治疗类风湿疾病学术会议制定的标准进行疗效判定。近期控制:关节肿痛消失,功能改善或恢复正常,主要化验指标恢复正常;显效:关节肿痛明显好转或消失,功能改善,主要化验指标恢复或接近正常;有效:关节肿痛好转,主要化验指标趋向好转;无效:经治疗后,临床症状、体征无改善,主要化验指标无好转。

两组近期疗效比较:治疗组56例,近期控制4例,显效26例,有效23例,无效3例,有效率94.64%。对照组37例,近期控制1例,显效15例,有效14例,无效7例,有效率81.08%。经统计学分析,两组疗效有显著性差异($P<0.01$)。与对照组相比,治疗组的中西药配合,标本兼治,既迅速缓解关节疼痛,又能调节免疫功能,防止骨破坏,且消化道反应、白细胞减少等副作用也较轻,因此是治疗类风湿的理想方法。

艾灸治疗手足疼痛

用艾条或艾柱灸足掌凹陷处的涌泉穴,每次20～30分钟,每晚临睡前1次。有强身健体,防感冒,治手足冷痛之效。

第二部分　名中医治疗风湿
类风湿的验方效方

张 琪

国医大师张琪自拟六虫汤
治重证类风湿

国医大师张琪（黑龙江中医药大学，邮编：150040）在治疗类风湿过程中，善用虫类药，自拟"六虫汤"（全虫，地龙，甲珠，乌蛇，蜈蚣，土元）治疗重证类风湿屡用屡验。

重证类风湿虚实寒热、错综复杂，虚则属于肝肾亏损，气血不足。肝主筋，肾主骨，气血虚弱，免疫功能低下。实则风寒湿邪外袭，日久化热，生瘀生痰，风寒湿热痰交阻，营卫气血受阻不通，故疼痛难忍。本病仅用一般草木祛风除湿之品，难以奏效，必须用虫类药透骨搜风，方有效验，其功专而力捷，远非一般草木之品可比。临床证明虫类药多偏咸辛，辛能通络，咸能软坚，因而有攻坚破积、活血祛瘀、息风定惊、通阳散结之功能。此外虫类药擅长搜剔风寒湿邪，驱寒蠲痹，对于痹阻凝滞不除、迁延日久、深入骨骱之重证类风湿，坚持长期治疗，可获良效。其中全虫走窜之力迅速，搜风开瘀通络，为顽痹要药。地龙性味偏寒，有通经活络、清热利水之功，对于风湿热痹或下肢痹痛者最宜。甲珠善于走窜，专能行散通经络达病所，善治痹证之强直疼痛。乌蛇善行而祛风，为治疗诸风顽痹之要药。蜈蚣用于风湿痹痛，有良好的通络止痛效果。土元破血逐瘀，接骨续筋，疗伤止痛，用于类风湿之痹痛屡获良效。六虫相伍，共奏驱寒蠲痹、搜风逐湿、通络止痛之效。

然而上药皆属除邪之品，只顾祛邪不知扶正则邪不能除，故配合当归、白芍、生地等养血和血、滋阴扶正才能相得益彰。

【病案举例1】

某女，28岁，1997年12月3日初诊。由于以前去外地读书，住宿条件差，感受寒湿而起病。手足关节肿痛变形 5 年余,伴有颈肩及双下肢关节疼痛,每值阴雨天则周身关节疼痛难忍。晨起周身关节僵硬,活动不利,周身肌肉酸痛,腰酸痛,倦怠乏力,西医诊断为类风湿性关节炎。经中西医多方治疗,均无明显效果,曾服激素,效亦不显。现手足关节肿痛变形,遇冷痛剧,得热则减,周身关节遇阴雨天则疼痛难忍,手足凉,畏寒严重,月经量少,色黯,伴有大量紫黑色血块,舌质淡紫,舌苔白稍厚,脉象沉而无力。此病人畏寒、遇冷痛剧,得热减轻,皆为风寒湿邪深入筋骨、夹瘀之象。中医诊断为顽痹,辨证属于寒湿之邪闭阻经络,经络气血长期不得通畅则产生瘀血。故治以祛寒、除湿、通络,兼以活血化瘀之法。

处方:炙川乌 15 g,全虫 10 g,乌蛇 15 g,甲珠 15 g,土元 10 g,蜈蚣 2 条,地龙 15 g,鸡血藤 30 g,青风藤 30 g,秦艽 15 g,独活 15 g,桂枝 15 g,白芍 20 g,当归 20 g,黄芪 30 g,甘草 15 g。14 剂,水煎服,每日 2 次,温服。

二诊:病人服前方后,关节疼痛明显减轻,体力增加,畏寒状态明显好转。以前方加威灵仙 15 g,狗脊 20 g,加强温阳散寒、祛风通络之力。

九诊:1998 年 3 月 24 日,共服药 90 余剂。周身关节痛基本消失,惟晨起仍觉手足胀,月经量正常,经色黯红,血块消失。舌质淡红,舌苔薄白,脉象沉而稍数。遂减前方中虫类搜剔之品,加养血补肾之杜仲、川断、寄生之类。14 剂,每日 1 剂,水煎服。

十诊:病人觉一切如常人(除手足关节变形外),遂停药。

随访 1 年,再无复发。

【病案举例 2】

某女,45 岁,农民。1998 年 3 月 12 日初诊。因露天劳作,不避寒暑,类风湿病史已近 20 年,现手足关节肿痛变形,痛处灼热,疼痛较为剧烈,痛而拒按,日轻夜重。遇阴雨天则周身关节僵硬酸痛,活动不利,腰酸无力,舌质红紫,布满白厚腻苔,脉象沉滑数。辨证为感受寒湿之邪日久,瘀而化热。治以祛风通络、清热除湿之法。

处方:黄柏 15 g,苍术 15 g,南星 15 g,桂枝 20 g,防己 20 g,灵仙 15 g,桃仁 15 g,红花 15 g,羌活 15 g,白芷 15 g,川芎 15 g,青风藤 30 g,地龙 15 g,全虫 10 g,乌蛇 15 g,知母 15 g,生石膏 30 g。水煎服,每日 1 剂,早晚温服。

二诊:病人服上方 1 个月,关节灼热感消失,疼痛明显减轻,惟值阴雨天仍酸痛僵硬,活动不利,舌质淡紫,舌苔薄白,脉象沉滑。因热象已不明显,遂改用下方:寄生 15 g,独活 15 g,羌活 15 g,防风 15 g,细辛 7 g,川芎 15 g,当归 20 g,熟地 20 g,白芍

20 g,桂枝 15 g,杜仲 15 g,牛膝 15 g,全虫 10 g,土元 10 g,乌蛇 15 g,炙川乌 15 g,石斛 20 g,黄芪 30 g,甘草 15 g。水煎服,每日 1 剂,早晚温服。

以此方加减化裁又服 3 月余,诸症基本消失,体力恢复正常,能正常参加田间劳动,遂停药,嘱其注意休息,避免过劳,保暖避风寒。

随访半年,病情稳定。

【按语】

此病人关节红肿发热,兼见舌红苔腻、脉数,为感受寒湿之邪,日久瘀而化热,留着经络之证。类风湿感受寒湿之邪日久,往往瘀而化热,这时候一定先要清其瘀热。此例以上中下通用方化裁,加生石膏 30 g,关节灼热疼痛明显减轻。除生石膏外,还可辨证应用大黄、黄柏等。

足浴治疗风湿类风湿一

【方名】鸡血藤液

【药物组成】鸡血藤 150 g,苏木、川断、狗脊、独活、羌活各 100 g,川芎、牛膝、乌蛇、血竭、儿茶各 60 g,红花 30 g,当归、制乳没各 20 g。

【制法与用法】将上药放入药锅内,加适量水煎煮,取汁足浴及熏洗患处,7 日 1 次,2 日 1 剂,15～30 天为 1 个疗程。

【功效与主治】活血通络。适用于风湿性关节炎。

【来源】杨建宇,吴大真.《足浴按摩疗病秘典》.中原农民出版社,2008

【方名】大桐留行液

【药物组成】王不留行 40 g,大黄、海桐皮各 30 g,红花 15 g,马前子、生半夏、艾叶各 20 g,葱须 3 根。

【制法与用法】将上药放入药锅内,加适量水煎煮,取汁 2 000 毫升足浴,每日 2 次,每日 1 剂,7 日为 1 个疗程。

【功效与主治】通络止痛。适用于风湿性关节炎。

【来源】杨建宇,吴大真.足浴按摩疗病秘典.北京:中原农民出版社,2008

汪履秋

妙用古方丹溪上中下通用痛风方治类风湿

全国名老中医汪履秋（南京中医药大学，邮编：210029）教授擅治内科杂病，尤其对类风湿性关节炎的治疗经验颇丰。

类风湿性关节炎主要是风寒湿邪，主要病理变化是气血运行痹阻，不通则痛。但又不同于一般的痹证，类风湿性关节炎病初主要是风湿入络，阻滞不通，不通则痛。而随病邪性质和素体偏盛的不同，又分为风寒湿和风湿热。病久风湿闭阻经络，气血津液运行受阻，或因正虚，气血津液运行迟涩，形成痰瘀痹阻。又因类风湿是一种慢性进行性疾病，病程较长，往往是外邪未祛而内在痰瘀之邪又生，由此循环往复，从而形成其独特的病理变化。清代刘一仁《医学心传录·痹证寒湿与风乘》所说："风寒湿气侵入肌肤，流注经络，则津液为之不清，或变痰饮，或成瘀血，闭塞隧道，故作痛走注，或麻木不仁。"清代林琴《类证治裁·痹证》亦明确指出："必有湿痰败血瘀滞经络。"

因为"风为百病之长"，风邪在致痹的过程中占有很重要的作用，痰湿之邪又易与风邪相伍为患，故根据本病的病理特点，把疏风宣湿、化痰祛瘀作为治疗大法。

基础方：以丹溪的上中下通用痛风方为治疗类风湿的基础方。全方既能散风邪于上，又能泻热渗湿于下，还可以活血燥痰、消滞和中，所以对上中下痹痛均可使用。

处方：苍术、黄柏、防己、川芎、羌活、白芷、威灵仙、桂枝、南星、桃仁、红花、龙胆草、神曲。

汪履秋教授针对本病的临床症状，将其大致分为以下三型：

1. 风寒湿型

主要症状：骨节疼痛不定，或痛有定处，筋骨挛冷，遇寒增剧，关节肿大、屈伸不利，舌质淡,舌苔白,脉象沉细而弦,若关节变形,功能障碍,则夹痰瘀。

治则:宜疏风散寒,祛湿化痰,消瘀通络。

方药:用上中下通用痛风基础方合麻黄加术汤(麻黄,白术,桂枝,杏仁,甘草),桂枝附子汤(桂枝,附子,芍药,甘草,生姜,大枣)加减,并重用麻黄、桂枝。

临症加减:如风胜者,加防风、秦艽等;如寒重者,合乌头汤(乌头,麻黄,芍药,甘草,黄芪,白蜜);如关节变形者,辅以枝藤通络、虫类搜剔;如兼气虚者,合玉屏风散(黄芪,防术,白术);如血虚者,佐以四物汤(当归,芍药,地黄,川芎)加减。

2. 风湿热型

多见于急性发作阶段或疾病初起。

主要症状:见骨节肿痛,局部红肿热,或伴形寒发热,口干欲饮,舌质红,舌苔黄,脉象滑数等具有热性的特点。

治则:宜清热燥湿,祛风通络,化痰化瘀。

方药:用上中下通用痛风基础方合桂枝芍药知母汤(桂枝,芍药,知母,甘草,生姜,附子,白术,麻黄,防风),三妙丸(苍术,黄柏,牛膝)。

临症加减:如壮热烦渴明显者,合用白虎桂枝汤(石膏,知母,甘草,粳米,桂枝),再加用忍冬藤等清热之品;如风邪偏盛、疼痛游走者,重用防风、威灵仙,并加钻地风、海风藤等;如湿邪偏盛、漫肿麻木者,重用苍术、羌活,加萆薢、木瓜、苡仁、晚蚕沙等;如肢体肿胀难忍者,还可加木香、槟榔等以理气宣痹。

3. 久病且痰与瘀并重者

如病久伤血,面色萎黄者,取"治风先治血,血行风自灭"之意,合四物汤养血活血。

如肝肾不足、腰膝酸软者,改投独活寄生汤(独活,寄生,秦艽,甘草,防风,细辛,熟地,白芍,当归,川芎,桂心,茯苓,白术,牛膝,人参)或三痹汤(人参,黄芪,白术,白芍,当归,川芎,茯苓,甘草,桂心,防风,乌头,细辛,生姜,大枣)虚实并治。

如阳虚有寒者,宜增强温经散寒之力,可加入补火温阳之品,如鹿角片、仙灵脾等。

如病变日久,邪伏较深,出现疼痛不已,关节肿大、僵硬变形,并伴有皮下结节、麻木不仁者,则取具有"迅速飞走之灵"特性的虫类药,如乌梢蛇、全蝎、蜈蚣、地龙、蜂房、僵蚕、地鳖虫、蛴螬虫等搜风剔络,缓解症状。虫类药中以全蝎、蜈蚣功效见长。但此类药多燥,过量久服,则有破气耗血伤阴之虞,因而常辅以补肝肾、养血之品,以防其耗血之弊,如熟地、当归、白芍、牛膝、川断、杜仲、仙灵脾等,进而取得燥而不伤、滋而不腻、相得益彰之效。

【病案举例】

陈某,女,51岁,工人。肢体关节疼痛1年余,近来加剧。手指关节肿大疼痛,活动受限,膝踝关节肿胀微红,疼痛拒按,局部有灼热感,步履艰难,舌苔黄腻,脉象弦滑。收住院,查血沉73 mm/h,类风湿因子阳性。

诊断:类风湿性关节炎。

中医辨证:属湿热久羁,痰瘀痹阻,络脉失和。

治则:宜清利湿热,化痰祛瘀,通络止痛。

处方:苍术10 g,黄柏10 g,制南星10 g,桂枝5 g,桑枝20 g,威灵仙10 g,生地15 g,白芍10 g,桃仁10 g,红花10 g,雷公藤10 g。10剂,水煎服,每日1剂。

二诊:药后肿痛锐减,灼热消失。上方略增损后,再服。

三诊:服药50剂,关节肿痛基本消失,肢体活动恢复正常,复查血沉正常,类风湿因子阴性,临床治愈出院。

足浴治疗风湿类风湿二

【方名】羌防䗪虫液

【药物组成】羌活、防风、䗪虫、川芎、木瓜、炒艾叶、五加皮、地龙、当归、伸筋草各30 g。

【制法与用法】将上药放入药锅中,加适量水煎煮取汁足浴,每日2次,每次20~30分钟,1日1剂,连续3~5天。

【功效与主治】活血通络,祛风除湿。适用于风湿性关节炎。

【来源】杨建宇,吴大真.足浴按摩疗病秘典.北京:中原农民出版社,2008

莫成荣

莫氏自拟方疗类风湿性关节炎

根据类风湿性关节炎的病因病机和临床表现不同,莫成荣教授认为本病大致分为活动期和缓解期,活动期又有寒湿痹阻、湿热痹阻两种证型,缓解期还分痰瘀痹阻、肝肾亏损两种证型。

1. 类风湿性关节炎活动期

(1)寒湿痹阻型

病因病机:多由于素体阳气偏虚,则卫阳不固,风寒湿邪入侵,阻滞经络,凝滞关节而形成。正如《素问·痹论》曰:"风寒湿三气杂至,合而为痹也。"

症状:发热、恶风、畏寒、汗出,晨僵明显,周身关节疼痛剧烈,甚则骨骱屈伸不利,遇冷则痛甚,得热熨则可安,舌质淡,舌苔薄,脉象浮紧或沉紧等。

治法:宜祛寒除湿,通络止痛。

方药:自拟关节炎 2 号方(威灵仙,桑枝,土茯苓,路路通,露蜂房,红花,赤芍,羌活,桂枝,甘草)加减。

(2)湿热痹阻型

病因病机:或素体阴血不足,内郁有热,与外邪搏结形成湿热,耗伤肝肾之阴,使筋骨失去濡养;或风寒湿邪郁久化热,熏蒸津液,积聚为痰浊,壅滞经络关节,则形成风湿热痹。

症状:恶风、发热,关节红肿热痛,得凉热减,关节活动受限,手不能握摄,足难以履步,骨骱灼热肿胀、疼痛,晨僵,口渴或渴不欲饮,小便黄,大便干,舌苔黄腻,脉象数等。

治法:宜清湿热,通络止痛。

方药:自拟关节炎 1 号方(忍冬藤,金银花,连翘,蒲公英,牛膝,黄柏,苍术,土茯苓,防己,红花,桑枝,赤芍,甘草)加减。

2. 类风湿性关节炎缓解期

(1)痰瘀痹阻型

病因病机:多由病久邪留伤正,造成气血不足、肝肾亏虚,致使气血津液运行无力,或痰阻或成瘀,或风寒湿等邪气留于经络关节,直接影响气血津液运行,也可导致痰瘀形成。痰瘀互结可使关节肿大变形强直。

症状:关节肿大且变形,活动时痛,屈曲受限,肌肉刺痛、痛处不移,皮肤失去弹性,按之稍硬,肌肤紫黯,面色黧黑,或有皮下结节,或肢体顽麻,眼睑浮肿,舌质黯红或有瘀斑、瘀点,舌苔薄白,脉象弦涩等。

治法:宜活血化瘀,祛痰通络。

方药:身痛逐瘀汤(秦艽,香附,羌活,川芎,没药,地龙,五灵脂,牛膝,当归,桃仁,红花,甘草)加减。

(2)肝肾亏虚型

病因病机:本证多见于疾病的晚期,以虚为主。肝为罢极之本,藏血而主筋,人的一举一动,莫不由乎筋力,筋强乃能约束关节肌肉,筋所以能强,盖由肝气、肝血之濡养。肝的气血充盈,才能淫气于筋,筋膜得以濡养,则筋膜柔软,肢体灵活。反之,则肢体关节屈伸不利,筋缩不曲,不耐疲劳等。肾为先天之本,藏精而主骨,肾精充足,骨髓化生有源,骨骼得以滋养,则骨质发育旺盛,坚固有力,耐久立而强劳作。肾精亏损,骨髓化源枯竭,骨骼失养,则骨质疏松,酸软无力,致关节屈伸不利,活动受限,甚则变形、肿大、强直不屈等。

症状:形体消瘦,关节变形,肌肉萎缩,骨节烦疼、僵硬、活动受限,筋脉拘急,常伴见腰膝酸软无力,眩晕,心悸,气短,指甲淡白,舌淡无华或舌淡红、舌苔薄,脉细弱等。

治法:宜补益肝肾气血。

方药:用独活寄生汤(独活,桑寄生,秦艽,防风,细辛,熟地,白芍,当归,川芎,桂心,茯苓,白术,牛膝,人参,甘草)加减。

类风湿性关节炎以气血不足、肝肾亏损、风寒湿邪痹阻脉络、流注关节为基本病机,这一病机贯穿于本病的始终,体现在各个时期,因此,对本病不同阶段和不同证候要有相应的治疗方法,即在治疗上需因证施药,不可拘限于某证用药。在辨证上应分清寒、热、湿、痰、瘀及各型错杂,临床上用药并不是一成不变的,要根据具体病人具体病情辨证用药,才能达到一矢中的,药到病除。

如关节疼痛甚应酌加:马钱子、威灵仙、忍冬藤等。

如血瘀甚加:红花、赤芍、川芎、丹参、三七粉等,

如湿盛、肿胀明显加:土茯苓、苦参等。

如对于类风湿性关节炎活动期,关节尚未变形者,常用穿山甲以防止关节变形。

如对于久病患者,由于病痼日久,需参以血肉有情之物,如白花蛇、乌梢蛇、全蝎等。

类风湿性关节炎多由正气虚弱、卫外不固、风寒湿邪侵袭而致,多数患者需长时间服用止痛药物,此类药物多有发汗和刺激胃肠道的副作用,导致脾胃虚弱,运化无力,使病情加重或缠绵难愈。"脾为后天之本,气血生化之源",故治疗此类患者时,在祛邪同时,兼顾护脾胃,以扶正为本,健脾益气为原则,常用黄芪、桂枝、茯苓、白术、陈皮、白芍、防风等。

莫教授应用汗法时,善于用通畅经络、调畅气机,使气机宣发的方法达到汗出的目的,而不主张用麻黄、细辛、独活、羌活等大温大热的药物发汗,这可从类风湿性关节炎患者外感风湿的治疗中窥见一斑。风湿病每因气候潮湿,疼痛加剧,一经发汗,可使疼痛缓解,但应缓取微汗,不可使大汗出,致病不愈。因风为阳邪,其性轻扬,易于表散,湿为阴邪,其性黏滞,难以速去,若发其汗而大汗出,则风气虽去而湿邪仍在,不仅病不能愈,还可使卫阳耗伤。过用汗法是类风湿性关节炎病情反复、缠绵难愈的另一个重要原因,故必须照顾到风与湿合的病机,使其微似汗出,缓缓蒸发,则营卫畅通,风湿俱去也。

莫教授重视中草药的现代研究,在临床辨证用药中,常应其证,而加以中药的现代新用。如青风藤、雷公藤等祛风除湿、通络止痛之品,在治疗类风湿性关节炎时,取其镇痛、抗炎、免疫调节的药理作用。西医认为本病与自身免疫反应及感染因素有关,青风藤可兴奋细胞免疫,从而纠正抑制性 T 淋巴细胞功能缺陷,增加其对抗体加量的监视作用,使体液免疫恢复正常。

裴正学

裴老重用川草乌治类风湿

裴正学主任医师（甘肃省医学科学研究所，邮编：730050）以擅治疑难杂症为特长，喜重用川乌、草乌治疗类风湿性关节炎。

裴老认为类风湿性关节炎系正气亏虚、营卫不和、风寒湿三气合而致之。然三气之中，寒邪为最重要的致病因素。寒为阴邪，其性凝滞，善主收引，易阻气机，气机不通则疼痛，故类风湿性关节炎疼痛显著。裴老谓"寒者阳气不足也，阳愈虚则寒愈甚"。且寒凝导致血瘀，故该病日久常有关节变形、疼痛固定之特征。

治则："益水之源，以消阴翳"，且活血通络。

主要方剂：《金匮要略》之桂枝芍药知母汤（桂枝，芍药，知母，白术，附子，麻黄，防风，甘草，生姜）加减化裁。

主要药物：在桂枝芍药知母汤中改附子为川、草乌，用量偏大，多在 10～20 g，此为裴老治疗类风湿性关节炎之特色。乌头与附子虽植物来源相同，均为刚燥雄烈之品，具有走而不守之性，但乌头散寒止痛功效较附子更优，且有出奇制胜之功。水煎 60 分钟去其毒性、留其疗效，并从较小剂量开始使用，逐渐增加，个别患者川、草乌曾用至各20 g 左右，30 多年从未出现毒副反应。

在重用乌头时，裴老认为麻黄、桂枝为必用之药，二药相济，具"开腠理而见阳光"之大效，阳光普照则寒凝自散。

但乌头、麻黄、桂枝等药大热大辛，耗散阴津，宜以知母滋之，白芍敛之。

应用活血药物是裴老治疗类风湿性关节炎的另一特点，该病日久常有关节变形、疼痛固定之特征，裴老认为是寒凝导致血瘀，治疗时常需加当归、丹参、制乳没以活血通络。

【病案举例】

张某,女,38岁,患类风湿性关节炎5年,现手指、足趾小关节疼痛,屈伸不利,尤以双手中指关节、腕关节突出,关节肿大畸形,舌质淡,舌苔薄白,脉象涩。裴老治以散寒通络、祛风除湿。方用桂枝芍药知母汤合活络效灵丹加减。

处方:桂枝10 g,白芍10 g,知母10 g,川乌(先煎60分钟)10 g,草乌(先煎60分钟)10 g,麻黄6 g,防风12 g,白术10 g,干姜6 g,甘草6 g,大枣4枚,丹参15 g,当归10 g,制香3 g,没药3 g,桑枝20 g。20剂,每日1剂,水煎服。

二诊:服药后,关节疼痛及屈伸不利有所减轻,上方加细辛20 g(先煎60分钟),川、草乌用量加至各15 g(先煎60分钟)。每日1剂,水煎服。

又服30余剂,诸症消失。

足浴治疗风湿类风湿三

【方名】稀莶草液

【药物组成】稀莶草50 g,紫花地丁、桂枝、木防己、秦艽、马桑树根皮、防风、苍术各30 g,生川芎、生南星、干姜、桃仁、红花、全虫、丝瓜络各20 g,麻黄25 g,细辛15 g,60度白酒1 000 ml。

【制法与用法】上药加水3 000 ml,煎取1 500 ml,在加水3 000 ml,煎取1 500 ml,二液合并,加入白酒,文火煎为3 000 ml,候冷装瓶备用。足部有病变时,可足浴,手指有病变时,可改为手浴。

【功效与主治】祛风除湿,散寒通络,疏筋活血,适用于类风湿关节炎。

【来源】杨建宇,吴大真.足浴按摩疗病秘典.北京:中原农民出版社,2008

第二部分 名中医治疗风湿类风湿的验方效方

蔡光先

巧用温阳虫藤三类药治类风湿

蔡光先教授（湖南省中医学院，邮编：410006）系国家有突出贡献的优秀中青年专家、中医内科学博士生导师，从事临床、教学、科研工作 20 余年，医术精湛，学验俱丰。

蔡教授认为，类风湿性关节炎的病机系正气亏虚，尤其是脾肾亏虚，复感外邪，主要是风寒湿邪，致使血运不畅，痰浊、瘀血内生，痹阻经络，顽痰败瘀胶固，客于脉络，伏于筋骨。久病入络，伏于关节骨骱，为顽痹的病理关键。其中脾肾亏虚是本，痹阻为标。脾肾亏虚中以脾肾阳虚为主，认为人身卫气乃拒邪之藩篱，其源于脾肾之阳气，阳气旺盛，则内能养脏腑，外能拒虚邪贼风入侵机体，虽感受风寒湿气之邪不会形成痹证；必因阳气内虚，风、寒、湿气乘虚而入，导致气血阻滞，脉络痹塞，而痹证方可形成。

蔡教授在治疗上强调，温脾肾之阳为主，佐以通络。常重用制川乌、黄芪温脾肾之阳。制川乌有时用至 20 g，认为制川乌只要久煎 2 小时以上，则毒性成分全部破坏而疗效提高；黄芪甚至有时用至 60 g。还喜用白术、细辛、干姜、桂枝等温阳之品。

蔡教授喜用虫类药，认为类风湿性关节炎病理关键在于痰瘀胶固，客于络脉，治之非草木之品所能奏效，崇尚以虫类搜风透骨，剔痰祛瘀，通络定痛。喜用白花蛇、乌梢蛇、蜈蚣、全蝎、穿山甲、地鳖虫、露蜂房、僵蚕、秦龟等。蔡教授认为"蛇性走窜，善行而无处不到，故能引诸药至病所，自脏腑而达皮毛"，"蜈蚣、全蝎其性走窜，长于祛风定痛，对关节走注疼痛难忍者尤宜"，"穿山甲气腥而窜，贯透经络，透达关窍，凡血凝血聚为病皆能开之"，"地鳖虫、露蜂房能活血消肿，关节肿胀多用之，僵蚕化痰瘀，风湿结节用之较宜"，"秦龟苦温，除湿痹气，治四肢关节不可动摇，为关节僵硬必用之品"。

蔡教授还喜用青风藤、安痛藤、活血藤、络石藤、鸡血藤、忍冬藤等藤类之品，他认为藤类药物具有通络、走肢体、散瘀结作用,治疗证最有效。

蔡教授认为此病乃久病入络,非区区汤散剂可效,且宿邪宜缓攻,主张以丸剂、酒剂缓缓攻之。且酒剂本身具有升提、发散、舒经活络之功效。

同时蔡教授注重心理治疗。认为此病一般病程长,反复发作,患者较痛苦,大多有心理障碍,应重视心理因素的治疗。只有让患者保持心情舒畅,树立起战胜疾病的信心,才有可能让患者长期坚持服药,保持良好的医患合作。

足浴治疗风湿类风湿四

【方名】桑枝四藤液

【药物组成】桑枝 500 g,海风藤、络石藤各 200 g,忍冬藤、鸡血藤各 60 g,海桐皮 60 g,豨莶草 100 g。

【制法与用法】将上药放入药锅中,加适量水煎煮取汁足浴,每日 1 次,每次 1 小时,10 日为 1 个疗程。

【功效与主治】疏风通络,适用于风湿性关节炎。

【来源】杨建宇,吴大真.《足浴按摩疗病秘典》.中原农民出版社,2008

【方名】麻黄侧柏液

【药物组成】麻黄、侧柏叶、冬青、北五加皮、小白蒿各适量。

【制法与用法】将上药放入药锅中,加适量水煎煮取汁足浴,每日 1 次,每次 15～30 分钟,7～14 天为 1 个疗程。

【功效与主治】发汗散寒,祛风通络,强筋健骨。适用于风湿性关节炎。

【来源】杨建宇,吴大真.足浴按摩疗病秘典.北京:中原农民出版社,2008

刘秋红

一药多用通心络治类风湿

刘秋红医师(江苏省苏州市中医院,邮编:215003)用通心络胶囊治疗类风湿性关节炎,取得了不错的临床效果。

通心络胶囊具备了扶正、活血、通络、止痛之功效。方中人参大补元气以扶正,研究证实:益气活血药物能改善微循环,增加局部血流量,从而消除关节肿胀疼痛,改善关节功能;全蝎、蜈蚣搜风驱邪、通络止痛;地鳖虫破血逐瘀、续筋接骨;蝉蜕散风止痛;水蛭、赤芍药活血养血逐瘀。

甲氨蝶呤是四氢叶酸还原酶拮抗剂,广泛应用于类风湿性关节炎的治疗,疗效可靠。

临床采用通心络胶囊联合甲氨蝶呤治疗类风湿性关节炎 47 例,并与单独使用甲氨蝶呤治疗 45 例进行对照观察。

按美国风湿病学会诊断标准确诊为类风湿性关节炎(RA)的住院或门诊患者 92 例,关节肿胀 3 个月以上,晨僵超过 1 小时,具有中等度以上休息痛,关节功能Ⅱ～Ⅲ级,年龄 18～65 岁,参与试验的患者均为自愿者。排除标准:①已在服用皮质激素、氯喹、青霉胺、柳氮磺胺吡啶等药物或停服不足 1 个月者;②有严重胃、十二指肠溃疡史,肝、肾功能不全者;③孕妇及哺乳期妇女。

92 例随机分为 2 组。治疗组 47 例,男 15 例,女 32 例;年龄 42～58 岁;病程最短 6 个月,最长 7 年;关节功能Ⅱ级 17 例,Ⅲ级 8 例。对照组 45 例,男 12 例,女 33 例;年龄 35～55 岁;病程最短 7 个月,最长 6 年;关节功能Ⅱ级 16 例,Ⅲ级 9 例。

检查项目及方法:记录 2 组患者治疗前及治疗 12 周晨僵、双手握力、关节压痛指数、关节肿胀指数、15 m 行走时间(s)。实验室检查:血常规,尿常规,治疗前及治疗 12

周红细胞沉降率,C反应蛋白,肝功能,肾功能,大便潜血。

92例均于开始治疗前1周停用原服中西药物。

治疗组:通心络胶囊,每次3粒,每日3次口服;甲氨蝶呤(MTX)10 mg,每周1次口服。连续服用12周。

对照组:甲氨蝶呤(MTX)10 mg,每周1次口服。连续服用12周。

2组患者可服用一种非甾体抗炎药(NSAIDs),如双氯芬酸钠50 mg,每日2次;氨糖美辛0.1 g,每日3次。

疗效标准:晨僵、双手握力、15 m行走时间、关节压痛指数、关节肿胀指数的改善百分数为(治疗前值－治疗后值)/治疗后值×100%,最大不超过100%;红细胞沉降率、C反应蛋白的改善百分数为(治疗前值－治疗后值)/(治疗前值－正常值)×100%,将每项百分数相加后求均值作为每位患者的总改善百分数。显效:临床症状、体征及实验室指标改善>75%;有效:临床症状、体征及实验室指标改善50%~75%;改善:临床症状、体征及实验室指标改善30%~50%;无效:临床症状、体征及实验室指标改善<30%。

治疗组47例,显效16例,有效20例,改善8例,无效3例,总有效率93.6%。对照组45例,显效8例,有效10例,改善17例,无效10例,总有效率77.8%。与对照组比较,$P<0.052$。

临床观察显示:单用甲氨蝶呤即可有效改善类风湿性关节炎患者的临床症状,若加用通心络胶囊联合应用,疗效更佳,且无明显副作用。

足浴治疗风湿类风湿五

【方名】生铁落熨法

【药物组成】生铁落200 g,陈醋适量。

【制法与用法】将铁落用醋适量拌匀,装在布袋中,蒸热。待药发热时,将患足足跟置药袋上,热熨30分钟,每日1次,10天为1个疗程。

【功效与主治】活血通络,适用于风湿、跟骨骨刺。

【来源】杨建宇,吴大真.足浴按摩疗病秘典.北京:中原农民出版社,2008

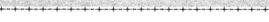

第二部分 名中医治疗风湿类风湿的验方效方

鲁贤昌

鲁氏加减通痹良方治类风湿

鲁贤昌主任医师（浙江省杭州市解放军第一一七医院，邮编：310013），是浙江省著名老中医，采用中西医结合方法治疗类风湿性关节炎（RA），取得了显著疗效。他十分重视辨证论治，并在实践中筛制了有很好治疗效果的通痹良方；善用温药通痹；坚持衷中参西，西为中用，标本兼治；严格把握激素的适应证。

1. 温药通痹与辨证论治

鲁主任指出，证虽有寒痹、热痹之分，但临床RA均可归入寒痹一类，即使有发热的症状，一般也属真寒假热。因此强调，在RA的治疗中往往"清热则痹愈甚，解寒则痹自除"。他根据"离照当空，阴霾自散"的理论，善于运用温药治疗RA，并积累了丰富的经验。

鲁主任认为，RA的发生主要是由于正虚邪侵引起，正虚是先决条件。风为百病之长，具有开发腠理和很强的穿透能力，寒借此力内犯，同时风寒又借湿邪黏着、胶固之性，造成经络壅塞，气血运行不畅，则筋脉失养，绌急而痛，而温散、温通之品，正好能迫风寒湿三邪从肌腠而出，可使瘀血得通、血运得畅。先天禀赋薄弱、正气不足，后天脾胃虚弱、营养不良，均使人体易受外邪侵犯；同时，痹证日久，又使气血耗伤愈亏，正气愈亏则愈易复感风寒湿邪，使痹证愈甚，而温补之品正好能起到益气血、强肝肾之功，且疗效不凡。

鲁主任早年因见邻里患RA疼痛难忍、终日卧床，并最终致残，矢志于痹证研究，曾收集治痹良方2 000余首，后经反复筛选、实践、应用，总结出专治RA的通痹良方一首，主要由全蝎、蜈蚣、白花蛇等组成。他在治疗RA的临床用药中，均在通痹方的基础上辨证加味。他辨治RA抓住"风、寒、湿、瘀、虚"等特点，按其临床的不同表现，通常将

RA 辨证分为风寒湿痹、瘀血阻滞、气血亏虚、肝肾亏虚 4 型。

(1)风寒湿痹

症状:全身一个或多个关节肿痛,遇寒加重,关节皮肤不红、无触烫,舌质淡,舌苔白腻,脉象弦或濡。

治则:以祛风散寒、除湿通痹为主。

方药:通痹方加麻黄、桂枝、细辛、防风等。

(2)瘀血阻滞

症状:全身一个或多个关节肿痛,或痛如锥刺,日轻夜重,活动不利,面唇紫黯,舌质隐青或有瘀斑,脉象弦。

治则:以活血化瘀、通络除痹为主。

方药:通痹方加桃仁、红花、川芎、姜黄等。

(3)气血亏虚

症状:病程久长,全身一个或多个关节肿痛,四肢乏力,面色不华,时见心悸,舌质淡,舌苔薄,脉象细。

治则:以益气补血、通络除痹为主。

方药:通痹方加黄芪、党参、当归、熟地等。

(4)肝肾亏虚

症状:全身一个或多个关节肿痛,关节皮肤不红、无触烫,腰膝酸软,筋脉拘急,病情时轻时重,迁延日久,舌质淡,舌苔薄,脉象弱。

治则:以补肝益肾、扶正祛痹为主。

方药:通痹方加桑寄生、狗脊、川断、杜仲等。

在上述辨证论治的基础上,临床遣用药物随证灵活加减化裁如:

凡风邪盛者,可重用麻黄、桂枝、防风、羌活、独活等温药祛风通痹。

凡寒邪盛者,可重用川乌、草乌、干姜、花椒、胡椒等温药温阳通痹。

凡湿邪盛者,可重用苍术、厚朴、细辛等温药除湿通痹。

凡痰凝甚者,可重用半夏、天南星、白芥子等温药化痰通痹。

凡血瘀甚者,可重用姜黄、牛膝、川芎、乳香、没药、莪术、红花等温药活血通痹。

凡气血亏虚者,可重用黄芪、党参、熟地、制首乌、当归等温药补益通痹。

凡肝肾亏虚者,可重用仙灵脾、续断、桑寄生、胡芦巴、狗脊等温药扶正通痹。

2. 衷中参西,标本兼治,慎用激素

鲁主任指出,中医与西医是两门各具不同理论体系的科学,均有着治疗 RA 的悠久历史,并积累了丰富的经验,各具特色,各有优势,故务求相互结合,以相得益彰。因此,临证十分重视衷中参西,反对医学之间的门户之见,主张取长补短,衷中参西,西为中用。

中医药可以治本,即祛除风寒湿邪、补益正气、调节机体免疫功能,在通痹方基础上再进行辨证加减,具有很好的治本优势,使风寒湿邪得祛、经络得通、骨节得利,从而达到控制病情、缩短病程、缓解症状等目的,并能提高 RA 的治愈率和有效率。

西医长于治标,即暂时改善关节肿胀、疼痛、僵硬、功能障碍等症状,西药消炎痛、芬必得、舒林酸、双氯芬酸钠等非甾体类抗炎止痛药,止痛之效甚宏,最擅治标,可以使关节肿胀、疼痛、僵硬、功能障碍等症状迅速缓解,从而减轻患者的痛苦、提高生存质量。但这些药物性属寒凉,易伤脾胃之气,故均宜于饭后服用,且用量不宜过大,同时用药时间不宜过久,待关节症状改善即应停药,并务必在中药汤剂中加中药潞党参、炒米仁、红枣、陈皮、山药、白扁豆、焦白术、云茯苓等顾护脾胃。

对早、中、晚各期的 RA 患者,糖皮质激素如泼尼松等是西医治疗类风湿性关节炎(RA)的三线药物,对 RA 患者的发热,关节疼痛、肿胀和晨僵,有迅速而显著的治疗作用,因此一些临床医师在 RA 治疗中,力求急功,往往对糖皮质激素应用指征把握不严,有的存在滥用现象。鲁主任反复强调,泼尼松、强的松龙、地塞米松等糖皮质激素,均只能缓解关节症状,但既不能治愈 RA,也不能阻止 RA 的进行性关节破坏。而且此类药物的使用易出现消化道溃疡、向心性肥胖、高血压、心肌梗死、骨质疏松、股骨颈无菌性坏死等常见的不良反应,严重者还可致残,甚至带来生命危险。可见激素所产生的副作用与医源性疾病造成的危害可能比 RA 本身更为严重,所以在给 RA 患者使用激素治疗时,一定要十分谨慎,除非其他治疗皆不奏效,或者出现严重多系统疾病,如间质性肺炎、严重血管炎、大量心包积液等急性重笃者,一般不应轻易使用。

鲁主任指出,若患者已经使用激素,且使用剂量较大或时间较久,不宜骤停,以免引起病情反跳,甚至迅速恶化,应在治疗过程中逐渐减量,最终停服。还指出,从中医的角度讲,泼尼松等激素,性属温热,易于伤阴,因此在使用激素的过程中,宜加女贞子、旱莲草等补益肝肾之阴;同时,在撤减激素过程中,为避免出现病情反跳,可在中药汤剂中加上具有类激素作用的温阳补肾类药物,如仙灵脾等,激素减量越多,仙灵脾用量也可愈大,剂量宜在 5~30 g,必要时还可更大一些。对于初用激素、所用剂量较小

者,可直接停服。

【病案举例1】

张某,女性,45 岁。因"反复四肢多关节疼痛 7 年,加重 1 个月",于 1995 年 7 月 18 日来诊。此前曾到多家医院求治,曾用中药、西药、灸法、蜂疗等多种方法治疗,病情仍反复发作,具体诊治不详。查体:双手近心指间关节、双腕关节、双膝关节肿胀压痛,局部关节皮肤不红、无触烫,双手尺侧偏屈,双腿步履及下蹲均困难。查 RF 阳性,血沉 105 mm/h。X 摄片示:双膝关节间隙狭窄。西医诊断为"类风湿性关节炎"。中医诊断为"痹证",辨证为肝肾虚痹。治拟补肝益肾、温阳通痹。方用通痹方加桑寄生、狗脊、黄芪、党参等。水煎服,每日 1 剂。同时用柳氮磺胺吡啶 0.5 g,每日 3 次;芬必得 0.3 g,每日 2 次。

二诊:1 周后,芬必得减至 0.3 g,每日 1 次。余法如前。

三诊:3 周后,停服芬必得。余法如前。

四诊:10 周后,诸关节疼痛肿胀消除,双腿步履及下蹲基本正常,复查血沉 18 mm/h。继续服用通痹散(由通痹方粉碎制成)5 g,每日 3 次;柳氮磺胺吡啶 0.5 g,每日 3 次。共 10 个月。

1 年后随访,未见复发。

【病案举例2】

李某,男性,52 岁。因"双膝关节肿痛 3 个月,加重 2 天",于 1995 年 9 月 25 日来诊。患者于 3 个月前无明显诱因出现双膝关节肿痛,尚可见双手晨僵及食指、中指的近心指间关节轻度肿胀,曾到当地乡卫生院求治,予消炎痛治疗后缓解,具体诊断不详。因该次发作上述关节肿痛较前明显加重而来求治。查体:双手食指、中指的近心指间关节及双膝关节肿胀、压痛、不红,双膝活动受限。查 RF 阳性,CRP 阳性,血沉 78 mm/h。X 摄片示:双膝关节周围软组织肿胀。诊断为"类风湿性关节炎"。中医辨证为风寒湿痹。治拟祛风除湿,散寒通痹。方用通痹方加麻黄、桂枝、细辛、防风等。水煎服,每日 1 剂。同时用柳氮磺胺吡啶 0.5 g,每日 3 次;芬必得 0.3 g,每日 2 次。

二诊:1 周后,停服芬必得。其余如前。

三诊:2 周后,诸关节疼痛肿胀消除,双手无明显晨僵,双腿步履正常,复查血沉 9 mm/h。继续服用鲁氏通痹散 5 g,每日 3 次;柳氮磺胺吡啶 0.5 g,每日 3 次。

半年后疾病告愈。

李保朝

李氏运用麝马丸治类风湿

李保朝主任医师（河南省嵩县中医院，邮编：471400），从医 40 余载，博采众长，学验俱丰，尤其在治疗类风湿性关节炎方面匠心独运，用药精当。

1. 自制麝马丸

李主任在"毒药猛剂，善起沉疴"的思想指导下，以古方"麝香丸"为基础，精心化裁，创制了麝马丸，极大地发展了《内经·素问》之"大毒治病，十去其六"的思想，为治疗类风湿性关节炎提出了新的思路。李主任应用大毒之品，每每以小剂量开始，视病人的体质相应增减，故疗效显著而无毒副作用。李主任创制的麝马丸由麝香、海马、全蝎、蜈蚣、白花蛇、马钱子、制川乌、草乌等十几种中药组成，验之临床，疗效显著，尤其是病情深重、骨节变形、行走不便或瘫痪不能站立者。若病情恢复，则在每年冬季来临之际，预防性用麝马丸以求远期疗效。痹证患者应定期复诊，防止复发。

虫类药物搜络行瘀，祛风解痉，强肾健骨，使气血相从，血和气顺，脉络畅通，则顽证自除。本病有"活癌"之称，草木药类似桃仁、红花、胆南星等难入筋骨，欲除痼疾，非虫类血肉有情之物不能奏其功。李主任博览群书，对虫类药物有系统的认识，最喜应用全蝎、蜈蚣、白花蛇、地龙等。

全蝎通络止痛、解毒散结之功甚著，今人多用之治疗急慢惊风、中风偏瘫、破伤风等。以其用之临床，不仅有良好的止痛效果，而且能显著缓解晨僵、肢麻等症状。

蜈蚣走窜之力最速，内至脏腑，外达经络，凡气血凝聚之处皆能开之，他人用之治疗食管癌、肺癌、淋巴结结核均取得良好疗效。

白花蛇有较强的祛风通络作用，对风湿性瘫痪、骨节疼痛、筋脉拘急、手足麻木等症状多有良效。古人云其能"透骨搜风"，对尪痹久治不愈、病情深重者每每用为要药。

地龙咸寒,清热通络,对治疗热痹有独特疗效。然于风寒湿痹及尪痹亦应少量佐用,以期阴中求阳,引药入经。

麝香虽非虫类,亦属血肉有情之品,其开窍辟秽、通络散结作用显著,其香芳烈,为通关利窍之上药。凡因外邪内侵、肢体困重、关窍闭塞者,用麝香取其辛香走窜之力,自内达外,使毛孔骨节俱开,邪气由此而出。

李主任每每从整体入手,四诊合参,谨守病机,在应用麝马丸治疗类风湿性关节炎中更是随机应变,细致入微。

如风邪偏重者,用荆芥、防风、羌活、独活等水煎取汁。

如寒邪偏重者,用附子、桂枝、肉桂、细辛等水煎服。

如湿邪偏重者,用苍术、防己、薏苡仁、茯苓等水煎服。

【病案举例】

某女,45 岁。患病 5 年,由于疾病进行性加重,诊时已不能行走,靠轮椅出入。X 线摄片提示:全身多处关节畸形、脱钙。用祛风散寒、除湿化痰、活血化瘀等法,给予制川乌、草乌、全蝎、蜈蚣、白花蛇舌草、防风、秦艽、羌活、独活、甘草水煎服,制马钱子、麝香冲服。制川乌、制草乌由 3 g 渐增至 6 g,制马钱子由 0.5 g 渐增至 0.9 g。

二诊:经过 2 个月的治疗,患者关节肿痛消失,能够从事一般性家务劳动,X 线摄片复查,前后对比骨质脱钙情况大为缓解。

而后以麝马丸巩固疗效。

2. 不可滥用补益

李主任认为,本病多病程绵长,耗损正气,但不可滥用补益之品。纵观古今治此病者,多以补肝肾,强筋骨,补气血而用人参、黄芪、杜仲、枸杞子。殊不知致病的根本原因在于顽痰瘀血着于筋骨,若此邪不除,气血仍不能畅,病必难已,过用补益,反有助邪之嫌。若欲求功,必除瘀阻。因而治虚,必须以除顽痰、理气血为前提,这才是治疗的根本。至若正虚,可分病之初期与晚期不同的病机而采用相应的治法。

病之初,由于邪入尚浅,多在气血、经络、分肉之间,此时应着重于开腠理、祛风湿之法。待邪气尽出,可用补益之剂以固护卫气,防止邪之复来。祛风湿类药中桑寄生、五加皮、千年健均能强筋骨,可择而用之,不用滋腻之补益剂。

3. 辨证论治

李主任认为风性善行数变,为百病之长,寒湿热三邪均可借风邪侵犯肌肤、筋脉、骨骼。寒与湿同为阴邪,二者多相合致病,惟有偏寒与偏湿之不同,故将痹证分为风寒湿痹与风湿热痹 2 种,就类风湿性关节炎来说,以前者多见。治疗上可以防风汤(防风,当归,茯苓,杏仁,黄芩,秦艽,葛根,羌活,桂枝,甘草),乌头汤(乌头,麻黄,芍药,黄芪,甘草,白蜜),薏苡仁汤(薏苡仁,甘草,桃仁,石斛,牛膝,生地,附子,细辛,人参,枳壳,柏子仁,川芎,当归)融合化裁。

如治风时,在重用祛风药的同时可加用川芎、当归等以活血通络,寓"治风先治血,血行风自灭"之意。

如对偏寒者,用温里剂加入三棱、莪术等以增强活血、行气、止痛之功。取"气为血之帅,气行则血行"之意。

如偏湿者,酌加桂枝、川乌等以散寒除湿。

如肿胀甚者,可加用防己、五加皮等以增强利水消肿之功。

如有热者,酌加秦艽、豨莶草等使寒热平衡。

如风寒湿偏胜不明显、病情较轻、无关节畸形者,可用蠲痹汤(当归,赤芍,黄芪,姜黄,羌活,防风,甘草,姜,枣)治之。

但若病情深重、骨节变形、行走不便或瘫痪不能站立者,则可用麝马丸治之。

久患痹者,知痹之痛苦;久治痹者,知治痹之艰难。若病情恢复,应在每年冬季来临之际,预防性地用麝马丸以求远期疗效。痹证患者应定期复诊,防止复发。

足浴治疗风湿类风湿六

【方名】二虫透骨汤

【药物组成】全虫 15 g,蜈蚣 10 条,桂枝、芍药、没药、红花各 10 g,虎杖 30 g,透骨草 50 g。

【制法与用法】上药加水煎沸熏洗患处至出汗为度,然后用毛巾沾药液外敷患处,再以温药药液浸洗患处 30 分钟,每晚 1 次。

【功效与主治】活血化瘀,通络止痛。。

【来源】杨建宇,吴大真.足浴按摩疗病秘典.北京:中原农民出版社,2008

孙建平

仲景当归四逆汤类风湿之运用

孙建平医师(山东省莱州市人民医院，邮编：261400)，用当归四逆汤加味治疗类风湿性关节炎(ＲＡ)取得不错效果。

当归四逆汤(当归，细辛，桂枝，白芍，通草，生姜，大枣)为《伤寒论》中治少阴血虚、寒湿致厥而四肢逆冷之方，加味以延伸之，则为治痹妙方。

孙建平医师所用当归四逆汤加味方的处方为：当归 30 g，大枣 12 枚，桂枝 20 g，细辛(后下)25 g，生姜 25 g，苍术 25 g，防风 20 g，赤芍药 15 g，通草 6 g，川芎 15 g，蒲公英 20 g，紫花地丁 20 g，生地黄 20 g，甘草 10 g。

方解：当归、大枣养血扶正；桂枝、细辛、生姜配苍术、防风助阳温经，祛湿止痛；赤芍药、通草、川芎散瘀通经，舒筋活血；更加蒲公英、紫花地丁、生地黄清热以解毒；细辛后下者，因其主要成分为挥发油，久煎则恐其辛窜止痛之效大减也。

功能：温脾补肾，养血除湿，通络止痛。全方扶正祛邪，标本兼治。

随证加减：如寒湿重者，加附子 20 g；如湿热甚者，加黄柏 12 g，雷公藤 25 g；如瘀血明显者，加地鳖虫 15 g；如肝肾虚者，加五加皮 15 g，桑寄生 30 g。

孙建平医师临床选治 167 例类风湿性关节炎患者，其中，男 62 例，女 105 例；年龄 18～68 岁；病程 3 个月～30 年。X 线分期：早期(软组织肿胀，骨质疏松)51 例，中期(破坏期)89 例，晚期(关节严重破坏或骨质强直)27 例。其中 1 例女性患者，治疗前 8 个月曾因甲状腺癌手术并化疗。其他患者治疗前经全面检查无明显的内脏疾病，大部分患者均较长期应用不同类型的抗风湿药物。

诊断标准是依据美国风湿病协会(ARA)1987 年类风湿性关节炎(RA)的诊断标准而确诊。

名中医治疗风湿类风湿的验方效方

治疗:每日1剂,水煎2次,每煎煮沸30分钟后,加细辛再煎10分钟,早、晚分服。20日为1个疗程,3个疗程后统计疗效。

疗效标准:临床治愈(症状消失,关节活动功能恢复,实验室检查结果全部恢复正常)29例。显效(症状基本消失,关节活动功能基本恢复,红细胞沉降率正常,类风湿因子转阴)93例。好转(症状、体征及实验室检查结果改善)31例。无效(症状、体征无改变,实验室检查未见好转)14例。总有效率91.6%。

以动治病法——补肾健骨止痛治本妙法

(1)弹拨法:俗话说:"人老脚先老。"反过来,要想使全身恢复青春,必须从脚趾开始锻炼。具体方法是:

选择坐式或卧式,双脚大趾与次趾轻柔灵巧地来回弹拨,共100次。开始时,多数人会感觉不太习惯,但决不能就此放弃。只要坚持一个星期,自然效果显著。另外,也可采用双脚交替进行弹拨的形式,而且次数也不必局限于100次,但弹拨时不能用拙劲。

(2)抚捏法:人的耳部有上百个穴位,按摩耳朵可以疏通全身经络,强壮五脏六腑。因此,按摩耳朵实质上就是进行全身按摩。这对于惜时如金的朋友来说,无疑是一个法简效宏的养生之道。按摩时间可自定,一般双耳以发热、发红为度,每天可反复进行多次。

余江弟

余氏自拟益肾活血方治类风湿

余江弟医师（浙江省建德市第一人民医院，邮编：311600），以益肾活血法为主，与辨证施治相结合，治疗类风湿性关节炎。

类风湿性关节炎是临床常见病、多发病，是一种以关节滑膜纤维化、骨性增生为主要特征的慢性自身免疫性疾病。根据现代免疫学原理，在中医辨证论治的基础上，采用益肾活血法治疗类风湿性关节炎，疗效比单纯使用速效止痛剂或免疫抑制剂等方法有显著提高。

余江弟自拟益肾活血方：鹿角片、淫羊藿、仙茅、三七、丹参、川芎、红花、乌梢蛇、黑蚂蚁、蜈蚣、胆南星、半夏、白芥子、滑石、薏苡仁、防己、雷公藤等。方中采用鹿角片、淫羊藿、仙茅等补肾药，可调节病人的自身免疫机能，为康复奠定基础；用三七、丹参、川芎、红花等药物活血祛瘀，改善微循环，既可以增加补肾药的疗效，又可以促进关节病变组织的修复生长；用乌梢蛇、黑蚂蚁、蜈蚣等药物有搜风逐瘀、解毒排浊、消肿止痛的作用；用胆南星、半夏、白芥子等药可祛痰通络除湿；用滑石、薏苡仁、防己、雷公藤等有利于消肿止痛、软坚散结，对于类风湿性关节炎的肢体麻木、硬结包块等症状有较好的治疗作用。

余江弟医师将类风湿性关节炎分为以下 3 型进行辨证施治，取得了较为满意的疗效。

1. 肾气虚血瘀、湿滞关节型

病因病机：肾气不足，气机郁滞，脉络不通，寒湿滞留关节。

主要症状：以指（趾）关节局部皮肤发热，腕、膝、肩关节酸胀乏力，游走性疼痛，以及近指（趾）间关节肿大变形、屈伸不利为主要表现。多数患者一般情况尚可，病程较短。

实验室检查:常见血沉升高,类风湿因子阳性。

治则:以补肾活血、祛风利湿、强筋散结为原则。

主要方药:生黄芪 50 g,仙茅 10 g,淫羊藿 15 g,乌梢蛇 15 g,雷公藤 15 g,怀牛膝 15 g,川芎 15 g,桂枝 15 g,桑枝 30 g,薏苡仁 30 g,细辛 3 g,红花 6 g,砂仁 6 g 等。

临症加减:

如关节肿胀明显者,加车前草、防己等。

如热象明显者,加白花蛇舌草、生地、滑石等。

如疼痛显著者,加三棱、莪术、蜈蚣等。

如肢体畏寒喜暖者,加附片、川乌等。

【病案举例】

患者张某,女性,30 岁,职员。2001 年 10 月初诊。患者于半年前出现双手指间关节红肿疼痛,继而出现肩、膝、趾关节疼痛。近日来病情加重,经中西药治疗无效,转来就诊。检查:双手食、中指近指关节肿胀疼痛,呈轻度梭形改变,双下肢膝、踝关节压痛明显,手足偏冷,热敷后疼痛减轻,舌质淡,舌苔薄白腻,脉象沉细弦。血沉 48 mm/h,类风湿乳凝试验阳性,抗"O"640 U。辨证为气虚血瘀、湿滞关节。

处方:上方加附片、川乌。每日 1 剂,水煎分 2 次温服。

二诊:服药 2 剂后,疼痛开始减轻。再服 5 剂,每日 1 剂,水煎分 2 次温服。

三诊:服药后,肿胀渐退。上方加杜仲、怀牛膝、滑石,再服 6 剂,每日 1 剂,水煎分 2 次温服。

四诊:服药后,关节疼痛明显减轻,双手食、中指关节肿胀消失,两膝、踝关节压痛明显减轻,血沉恢复正常,类风湿乳凝试验阴性。上方去附片、滑石、川乌,加续断、秦艽,嘱其连服 3 个月。

五诊:关节疼痛消失,双手食、中指关节变形粗大明显改善。嘱其再服药 1 个月,以巩固治疗。

六诊:基本痊愈。

2. 肾阳虚寒凝、湿阻腰腿型

病因病机:肾阳虚寒,气滞血瘀,寒湿郁结,筋络失养,久而伤骨。

主要症状:以腰椎或髋关节疼痛为主要表现,可伴有不规则发热,脉搏加快,腰部或下肢活动不便等,多数患者有反复发作病史。

治则:以温肾活血、祛风通络、散瘀逐湿为原则。

主要方药:鹿角片 30 g,仙茅 15 g,淫羊藿 15 g,杜仲 15 g,狗脊 15 g,赤芍 15 g,丹参 15 g,雷公藤 10 g,红花 12 g,乌梢蛇 20 g,砂仁 6 g,甘草 6 g 等。

临症加减:

如不规则发热者,加知母、地骨皮、滑石等。

如脉数者,加柏子仁、当归、石斛等。

如寒象较甚者,加附片、川乌等。

如气虚者,加沙参、黄芪、玉竹等。

如血虚者,加当归、熟地、阿胶等。

【病案举例】

患者陈某,女性,24 岁,工人。1999 年 12 月初诊。主述:腰腿痛、行走不便 2 年余。患者自 1994 年开始左膝关节红肿、疼痛,继而又出现右膝及腰部疼痛,经多次入院检查治疗均未能控制病情。1998 年后关节疼痛加剧,行走感到困难,上下楼时疼痛尤其明显,穿衣裤需人协助。检查:腰部僵硬,活动受限,脊椎稍向左侧弯,腰椎压痛明显,两大腿股四头肌稍萎缩,肌力Ⅲ级,双肩及左髋关节有压痛,左髋关节活动受限,下蹲困难。舌质淡,舌苔薄微腻,脉象细弱无力。血检:血沉 60 mm/h,抗“O”890 U,类风湿乳凝试验阳性。X 片示腰椎关节间隙狭窄,骨质退行性改变。辨证为阳虚寒凝、湿阻腰腿。

处方:以上方加滑石(布包)30 g,玉竹 20 g,川乌 8 g。每日 1 剂,水煎分 2 次温服。服药 6 剂。

二诊:药后腰膝关节疼痛明显减轻,上方去玉竹、赤芍,加川断、鹿衔草。连续服药 1 月余,每日 1 剂,水煎分 2 次温服。

三诊:腰腿僵硬感消失,髋关节疼痛明显减轻。上方巩固治疗 3 个月。

四诊:关节疼痛消失,两大腿肌肉萎缩明显好转,肌力恢复至Ⅳ级,可进行慢跑锻炼,抗“O”、血沉恢复正常,类风湿乳凝试验阴性,X 片示腰椎及髋关节病变损伤减轻。继续巩固治疗半年。

半年后诸症基本消除,恢复工作。

第二部分 名中医治疗风湿类风湿的验方效方

3. 阴阳两亏、痰瘀凝结型

病因病机:肾阳损及肾阴,虚火熏蒸,痰湿内生,滞留关节,导致经络阻滞。

主要症状:肢体萎缩变形。本型病人病情较重,具有前两型的特点,病程较长,有的甚至长达数十年之久。

治则:以滋肾活血、清热逐痰、消肿止痛、软坚散结为原则。

主要方药:知母 15 g,神曲 15 g,地骨皮 15 g,山茱萸 15 g,鹿角片 15 g,淫羊藿 15 g,雷公藤 15 g,穿山甲 15 g,乌梢蛇 15 g,白芥子 10 g,胆南星 10 g,三七 20 g(研粉冲服),黑蚂蚁(瓦片焙干研粉冲服)6 g,红花 6 g,砂仁 6 g 等。

临症加减:

如关节疼痛剧烈者,加全蝎、地鳖虫等。

如关节得热痛减有寒象者,去知母、地骨皮,加附片、川乌、桂枝等。

如肢体麻木、苔白厚腻、脉象濡滑者,加桑枝、细辛、僵蚕、防己、薏苡仁等。

如关节红肿明显,伴发热、口干、烦躁、苔黄厚腻、脉象数或滑数者,去鹿角片、胆南星,酌加生地、黄柏、忍冬藤、白花蛇舌草等。

【病案举例】

患者刘某,男性,48 岁,职员。2000 年 5 月就诊。患者于 5 年前开始出现四肢关节疼痛、腰痛,以后左手指关节、左腕关节及右膝关节多次红肿发热并逐渐粗大变形,病情逐渐加重,难以坚持工作和日常生活,需人协助护理。检查:左手指掌关节增粗,呈梭形改变,左腕关节肿大,活动时疼痛加重。腰部板样强直,腰椎压痛及叩击痛明显,活动受限。X 片显示腰椎关节附近骨质增生,各关节面呈炎性增生影像。血检:血沉 50 mm/h,抗"O"850 U,类风湿乳凝试验阳性。舌质胖嫩、舌尖红,舌苔薄白腻,脉象沉涩细数。辨证为阴阳两亏、痰瘀凝结。用上方治疗 30 天。每日 1 剂,水煎分 2 次温服。

二诊:服药后腰部僵硬感减轻,上下肢关节疼痛明显缓解,上方去胆南星、知母,加地鳖虫。再治疗 4 个月,每日 1 剂,水煎分 2 次温服。

三诊:疼痛基本消失,腰部自主活动恢复良好,手掌指关节梭形肿大明显减轻,体重增加,生活能够自理。建议调理巩固治疗半年。

诸症基本消除,身体恢复良好,已能从事较轻的工作。

李江霞

李氏蜈蚣加味散治类风湿

李江霞医师（贵州省毕节地区中医院，邮编：551700），用蜈蚣加味散治疗早期类风湿性关节炎。

方药组成:蜈蚣(去头足、研末)3条,黄芪25 g,土茯苓15 g,蚕沙10 g,防己12 g,独活15 g,当归15 g,寄生9 g,秦艽10 g,川芎10 g。水煎服,每日1剂,中药煎剂吞服蜈蚣末,饭后半小时服。

蜈蚣味辛、性温、有毒,走窜之力最速,内而脏腑,外而经络,凡气血凝聚之处皆能开之,其性尤善搜风,主要有祛风通络,息风止痛作用。《丹溪心法·痛风》说:"肢长肿痛,脉涩数者,此是瘀血。"由于风寒湿痹或热痹经久不愈,邪气凝塞,血运不畅,脉络不能,则至关节肿胀、瘀滞,而蜈蚣具有通经络、祛风之功效,分别配以清热散寒利湿、镇痛、活血通络之药物,黄芪、土茯苓、当归、防己补气养血、健脾利湿;独活、蚕沙、寄生、川芎等祛一身之邪。诸药合用,共奏补肝肾、益气血、祛风湿、通络止痛之功。

适当加入各部引经药,随证加减,使其经络通畅,气血运行不受限,关节得以气血滋养、恢复正常,如:

湿热型者,去黄芪,加石膏、知母、蒲公英、忍冬藤等。

寒湿型者,加制川乌、桂枝、白芍等。

上肢疼痛者,加桑枝、桂枝等。

下肢疾病者,加牛膝、木瓜等。

四肢末梢和远端关节疼痛者,加海风藤、忍冬藤等。

根背痛者,加狗脊、杜仲等。

根据中医学辨证论治的特点,运用蜈蚣加味散治疗早期类风湿性关节炎(属中医学中痹证范围)53例,并与单纯西药治疗45例进行比较。西药治疗组:给予酮洛芬50 mg/次,每日3次,均不合并其他疗法,两组均治30天(10天1个疗程)后统计疗效。治疗期间嘱两组患者忌抽烟、饮酒,注意保暖。

本组98例按患者就诊先后随机分为两组。蜈蚣加味散治疗组53例,其中男性19例,女性34例,年龄最小20岁,最大68岁。西药对照组45例,其中男性19例,女性26例,年龄最小25岁,最大54岁。两组患者性别、年龄及病程经统计学处理,无显著性差异($P<0.05$),有可比性。所有患者诊断均符合1987年美国风湿病学会类风湿性关节炎修订诊断标准。中医诊断分型按《实用中医风湿病学》尪痹的标准诊断辨证,湿热型26例,寒湿型27例。

疗效标准:参照1988年4月昆明全国学术会议制定标准。

结果:前者总有效率为92.5%,后者总有效率为66.7%,经统计学处理,差异有显著性($P<0.05$),治疗组疗效明显优于对照组。

【病案举例】

患者,男性,53岁,干部,于1996年4月18日就诊。双手指、腕、关节疼痛、功能障碍1个月。曾在家自服消炎痛、风湿药酒后,症状无明显减轻。查视患者,面色少华,体质一般,上肢手指关节疼痛、变粗,伸展功能障碍,舌质红,舌苔黄腻,脉象数。化验类风湿因子阳性,血沉98 mm/h;X线检查:关节周围软组织肿胀,关节间隙变窄,邻近骨质疏松。此乃中医痹证,属寒湿痹,拟上方加:制川乌10 g,白芍15 g,桂枝10 g。每日1剂,中药煎剂吞服蜈蚣末(1条)分3次服。

二诊:治疗1个疗程后,上症有所改善。

三诊:2个疗程后,上症全部解除。查血沉28 mm/h,类风湿因子仍为阳性。

四诊:3个疗程后,血沉20 mm/h,类风湿因子为阴性。为巩固疗效,嘱其继续服上药1个月。

随诊1年未复发。

张国恩

张氏痹康饮、祛风止痛胶囊治类风湿

张国恩教授(河北省中医药研究院类风湿研究所,邮编:050031)临床40余载,衷中参西,积验颇丰,多从痰瘀虚论治中晚期类风湿性关节炎(RA),且疗效显著。

中晚期RA之病因病理以痰瘀虚为主。风、寒、湿、热痹经久不愈,或医治不当,湿聚成痰,痰随气流无处不到而至全身,阻碍经络,更易留滞,筋骨关节空隙;风寒湿热邪阻或机体虚弱运血乏力,均可致气血不畅,久而成瘀。痰湿阻滞,气血失畅,痰瘀互结留滞,胶结于经络骨节,凝固难化。痰瘀同源,瘀血内阻久必生痰,痰浊停滞更致血瘀;痹证日久,相合脏腑因之受累,经络气血虚弱,痰湿内生,流注经络又可加重气血瘀阻;痰瘀虚互为因果,贯穿RA整个发病过程,RA中晚期尤突出。RA中晚期,病性为正虚邪恋,虚实夹杂,痰湿、瘀血、肝脾肾虚为患。

中晚期RA治则:补肝益肾健脾,活血行瘀,化痰通络,祛风除湿。

方药:据患者痰瘀虚之偏重,常针对性选择用药,初用中药汤剂以速收效,待症缓再以痹康饮合剂、祛风止痛胶囊等巩固疗效。诸药配合,"通""攻""补",共奏祛瘀化痰补虚。

痹康饮合剂(青风藤,雷公藤,鸡血藤,骨碎补,黄芪,红花,川芎,羌活,独活,防己,秦艽等):治疗中晚期RA偏虚瘀之患者。

祛风止痛胶囊(僵蚕,白附子,制南星,姜黄,三七等):治疗中晚期RA痰瘀偏重者。

如痰瘀邪深者,宜配合虫类,搜剔痰瘀之品,常选用僵蚕、地鳖虫、水蛭等虫类药1~2种。夹痰用僵蚕,平肝息风、化痰软坚散结,用于关节僵肿变形、筋挛肢蜷者。夹瘀用地鳖虫,破而不峻,能行能和,虚人亦可用。水蛭系痰瘀同治之品,破瘀消痰不伤新血。须注意虫类药及辛温走窜之品不可过用,过则耗气伤阴,助邪热化,久则肝肾阴愈伤。

方药分析:青风藤、雷公藤活血通络,消肿止痛,雷公藤能影响 RA 患者 T 细胞亚群及 B 细胞分布,维持 CD_4^+/CD_8^+ 平衡。青风藤有效成分为藤碱,具有抗炎镇痛、抗风湿及免疫抑制作用。二者通过免疫抑制反应而抗炎,抑制关节肿胀、毛细血管通透性。黄芪健脾益气固表,研究表示小剂量免疫促进,大剂量免疫抑制。鸡血藤主入肝经,养血活血,舒经活络。骨碎补益肝肾兼活血。黄芪、骨碎补、鸡血藤伍雷公藤既调节免疫,又防雷公藤免疫抑制太过致免疫功能低下。黄芪保护胃黏膜,骨碎补、鸡血藤补肝肾,均减轻雷公藤毒副作用。许多活血化瘀药如丹参、川芎、红花,能抑制血管内皮细胞、平滑肌细胞的生长,抑制血管增生和新生血管形成,从而抑制滑膜增生、血管翳形成;增强纤溶作用,降低血液黏滞性,纠正 RA 凝血异常,更能阻止滑膜炎症的持续,并一定程度阻止骨质破坏。羌活、独活、防己、秦艽祛风湿通经络,僵蚕、白附子、制南星化痰通络。临床实践中观察到化痰祛瘀药能在一定程度上降低 RF 滴度、异常增高的免疫球蛋白 IgG、IgM、IgA,有效改善 RA 血液循环障碍。现代药理研究,水蛭有抗凝、溶栓、扩张血管作用,阻止血液凝固;扩张毛细血管,解除小动脉痉挛,改善微循环;尚能降血脂。

【病案举例】

孙某,女,58 岁,2002 年 10 月诊断为 RA。曾服扶他林、雷公藤糖浆、MTX 等药未见显效。2003 年 12 月 11 日来就诊。主诉:四肢多关节对称性肿痛 10 余年,腕、掌指关节晨僵近 3 小时,疼痛夜间加重,双腕活动受限明显,胃纳差,疲乏,腰膝酸软,舌黯红瘀斑,舌边齿痕,舌苔薄黄腻,脉滑细数。检查:右手第 2、第 3 近指关节(PIP)肿胀、疼痛、压痛(+),左腕、双膝、双踝关节肿胀、压痛(+);RF(+),滴度 1.80(0~30 IU/ml),CRP 4.05 mg/dl(0~0.8),ESR 54 mm/h,免疫球蛋白 IgA 3.60 g/L(0.6~3.3);X 线片:双腕、掌指关节(MCP)间隙狭窄,骨质疏松,双腕关节软骨破坏,双膝骨质增生。诊断:RA 中晚期,证属痹证日久,气阴两虚(阴虚为主),痰瘀阻滞。治以补益肝肾脾,活血行瘀,化痰通络。

处方:青风藤 25 g,雷公藤 15 g,鸡血藤 15 g,骨碎补 20 g,黄芪 10 g,红花 20 g,川芎 15 g,防己 15 g,秦艽 20 g,僵蚕 10 g,制南星 10 g,羌活 20 g,独活 15 g,忍冬藤 35 g,

薏苡仁 40 g,太子参 25 g。10 剂,水煎服,每日 1 剂。

二诊:药后关节疼痛、压痛明显减轻,肿胀消失,晨僵时间缩短,双腕活动受限、纳差、疲乏、腰膝酸软好转。痹康饮合剂 10 ml/次,3 次/天,祛风止痛胶囊 3 粒/次,3 次/天。

三诊:持续服用 1 个半月,复查关节疼痛轻微,晨僵时间<15 分钟,RF 滴度<1.40,CRP 0.5 mg/dl,ESR 11 mm/h,免疫球蛋白 IgA 1.2 g/L。用正青风痛宁 2 片/次,3 次/天,扶他林 1 片/天。

半年后随访,患者病情稳定,RF(-),X 线片复查未见关节软骨进一步破坏,达到临床缓解。

以动治病法——增强抗寒祛风湿止骨痛的妙法(一)

(1)焐贴法:当您头昏脑胀时,不妨试试焐贴法。首先,双手掌心用力搓热搓烫。然后,十指迅速交叉置于后脑部位,闭目养神。1 分钟后,再搓手焐头。可连续练习 10 分钟。

注意:焐贴时,头宜稍稍后仰,全身放松。

(2)摇晃法:摇晃法是通过运动达到消除疲劳、振奋精神的目的。有 3 种摇晃法:一是以膝部为中心,先顺后逆,各旋转 50 次;二是以腰部为中心,先顺后逆,各旋转 50 次;三是以颈部为中心,先顺后逆,各 50 次。注意:训练时动作宜轻缓,并防止摔倒。

郑春雷等

类风颈椎综合征洋金花酒治

郑春雷(河南省柘城县人民医院,邮编:476200)、王雷等医师用洋金花酒内服外治类风湿性颈椎综合征(RA性颈椎综合征),疗效满意。

洋金花酒组成:洋金花 10 g,川断 50 g,淫羊藿 50 g,桂枝 50 g,独活 50 g,赤芍 50 g,红花 30 g,威灵仙 50 g,穿山甲 30 g,地龙 20 g,全蝎 20 g,当归 30 g,白花蛇 3 条,川乌 20 g,草乌 20 g,制乳香 20 g,制没药 20 g,金银花藤 30 g,葛根 50 g,羌活 50 g,桑枝 50 g。加白酒 2 000 ml,泡浸 1 个月备用,每日 2 次,每次 10～20 ml,饭后服,有效后,改为每日 1 次。

方解:洋金花祛风通络止痛,主要成分为莨菪碱,有改善微循环、调节自主神经及多种细胞因子的功用,从而起到增进关节及其周围组织的血液循环,保护细胞膜,改善营养状态,减少关节渗出,促进关节积液吸收,减少致痛物质堆积,解除 RA 肿痛的作用。川断、淫羊藿,补肾养精;桂枝、赤芍,调和营血,祛风活血;当归、红花,养血活血;羌活、独活、威灵仙、川乌、草乌、葛根、金银花藤、桑枝,祛风散寒,除湿通络;地龙、全蝎、穿山甲、白花蛇、制乳香、制没药,活血通络,祛风止痛。

外用取洋金花酒加温,加适量酒精,用消毒棉球浸湿药液,涂擦颈部及疼痛部位,并在局部轻揉推拿按摩 15～20 分钟,每日 3～4 次,每日用量不超过 10 ml。药酒外擦颈部患处,轻轻推拿按摩,增加药物的渗透性,借助药力,通过皮肤黏膜作用于机体,使腠理疏通,脉络调和,气血流畅,改善颈肌营养状况,恢复或防止肌萎缩,解除神经根粘连、颈肌痉挛,缓解颈椎病变。

洋金花酒内服外擦,具有祛风除湿、消炎镇痛、活血化瘀、疏经通络、补肾养血、散寒止痛之效,促使临床症状体征明显改善或消除。

按美国风湿病学会(ARA)类风湿性关节炎的诊断标准,符合 RA 颈椎综合征(患有颈、肩、臂痛,并伴有神经、血管、脊髓压迫刺激的典型症状,排除因退行性病变所并发的颈椎病,X 线显示明确的 RA 性骨病)者 142 例,随机分为治疗组 112 例,对照组 30例。治疗组中,男 40 例,女 72 例;年龄 18～68 岁,平均 48.9 岁;病程 2 个月～30 年。对照组中,男 10 例,女 20 例;年龄 19～67 岁,平均 49.2 岁;病程 3 个月～28 年。治疗前两组病例的病情及化验指标对比无显著性差异($P>0.05$)。

治疗组采用洋金花酒内服外擦。对照组予口服阿司匹林片,每次 1 g,消炎痛片每次 25 mg,每日 3 次,肌注黄瑞香注射液 4 ml,每日 2 次。以上两组均治疗 3 个月,治疗前服用激素者逐步递减直至撤除。

治疗结果 显效:自觉症状及阳性体征消失,X 线复查显示,至少有 2 项征象复常或好转(如半脱位复位及颈椎曲度增大等),治疗组 68 例,对照组 6 例;有效:自觉症状明显减轻,阳性体征大多消失,X 线征象至少有一项复常好转,治疗组 21 例,对照组 7例;好转:自觉症状有所减轻,阳性体征部分消失,治疗组 10 例,对照组 9 例;无效:自觉症状、体征、X 线征象均无变化,治疗组 13 例,对照组 8 例。总有效率,治疗组为88.4%,对照组为 73.3%,统计学处理两组有显著性差异($P<0.05$),说明治疗组明显优于对照组。

实验室检查结果 治疗组治疗前血沉增高 75 例,治疗后降至正常 54 例,另 21 例虽未降至正常,但下降幅度亦很大;对照组治疗前血沉增高 17 例,治疗后降至正常 6例,两组相比有显著性差异($P<0.01$)。RF 测定阳性者,治疗前治疗组为 70 例,对照组 24 例。治疗后治疗组为 49 例,对照组 21 例,有显著性差异($P<0.01$)。

治疗组的临床和实验室指标均有明显改善,且副反应甚少。一旦有轻度不适或出现中毒现象,应减量或停药,可服绿豆汤解之。若服药 20 天无好转者,即判为无效并停服本方。RA 终属顽症,颈椎受累并有 RA 颈椎综合征者,更为难治,应坚定信心,坚持服药,方能取得良好的效果。

李玉环

古方王清任身痛逐瘀汤治风关

李玉环医师(陕西省西安市中医医院,邮编:710000)以身痛逐瘀汤治疗风湿性关节炎,疗效满意。

身痛逐瘀汤加减:当归30 g,川芎15 g,红花9 g,桃仁9 g,五灵脂9 g,威灵仙15 g,秦艽15 g,羌活12 g,川牛膝12 g,香附12 g,地龙15 g,乳香9 g,没药9 g,甘草6 g。水煎,每日1剂,每次服250 ml,早晚各服1次,10剂为1个疗程。

方解:当归、川芎、红花、桃仁活血逐瘀;五灵脂、乳香、没药消肿止痛,活血逐瘀;地龙、川牛膝、秦艽、羌活、威灵仙祛风除湿,通络止痛;甘草调和诸药。全方共奏活血通络、逐瘀止痛之功。

随证加减:患者体弱气虚,可酌加黄芪、党参等,既能益气固本,又能推动经络气血的通畅;若疼痛较剧烈,常用附子、川乌等祛风除湿,温经止痛,但这类药物应由小量开始,逐渐增加,久煎或与甘草同煎,可缓其毒性,则病痛可除。湿热肿痛加苍术、黄柏等;寒重加附子等;下肢痛重加木瓜、独活等;腰痛加川断、狗脊等;上肢痛而麻木加桂枝等;四肢麻木,不甚疼痛者加丹参等。

【病案举例】

赵某,男,44岁,教师。1998年11月3日初诊。6个月前因徒步涉水而引起浑身疼痛,久治不愈,按之关节痛,时而刺痛难忍,伴有麻木感,屈伸不利,近来活动疼痛加剧,行动不便。舌质黯兼有瘀点,脉涩而沉。实验室检查:血沉56 mm/h,类风湿因子阴性,抗"O"1:250 U。诊断:风湿性关节炎。治则:活血通络,逐瘀止痛。方用身痛逐瘀汤加减。处方:当归20 g,川芎15 g,红花12 g,桃仁12 g,五灵脂12 g,乳香9 g,没药9 g,秦艽15 g,羌活12 g,地龙15 g,川牛膝10 g,香附12 g,威灵仙12 g,甘草10 g。水煎服,5剂。

二诊:药后,全身疼痛减轻。继服原方5剂。

三诊:药后,各关节疼痛消失,功能恢复正常。复查血沉降至7 mm/h。

随访未再复发。

以动治病法——增强抗寒祛风湿止骨痛的妙法(二)

(3)点揉法:用双手食指点按左右两侧耳根下部的凹陷处10次,立刻产生大量唾液,精神也为之振奋。除振奋精神之外,该法对口腔及五脏疾病也有显著疗效。注意:穴位宜找准,不可太用力。

(4)抓握法:双手不停地握拳、伸掌,持续10分钟。握拳时宜松,伸掌时宜紧,同时上下肢必须舒展。俗话说:"十指连心,手掌连身。"抓握法能促进全身的血液循环,对心脏和大脑极有好处,可迅速改变头昏脑胀的状态。该法任何时候都可进行,极为方便。

(5)调整法:有些日本商人在生意场上谈判数小时毫无倦意,其奥秘最终被一加拿大记者所揭示。原来,他们一有倦意,就开始用一种特殊的呼吸技巧:用6秒钟缓慢地深吸一口气,然后闭气6秒钟,再缓慢均匀地呼出。如此周而复始,一直持续到睡意消失为止。此法效果明显,但年老体弱者不可盲目尝试闭气,以免发生意外。

第二部分　名中医治疗风湿类风湿的验方效方

吴超英

吴氏九味治痹汤治风关

吴超英医师(泉州市中医院,邮编:362000)自拟九味治痹汤治疗风湿性关节炎,疗效显著。

吴超英自拟的"九味治痹汤"由桂枝芍药知母汤(桂枝,芍药,知母,白术,附子,麻黄,防风,甘草,生姜)演变而来。

组成:薏苡仁、白术、川乌、桂枝、知母、鸡血藤、芍药、甘草、生姜。

方解:方中薏苡仁、白术健脾除湿,尤其薏苡仁所含薏苡仁油能减少肌肉挛缩,有解热镇痛作用,是治痹要药;川乌、桂枝祛风除湿,温经散寒,专疗痹痛;知母清热养阴,镇静止痛;鸡血藤通络舒筋,活血补血;芍药、甘草和阴缓痛,有镇静止痛、松弛平滑肌作用;生姜发散风寒,温中止痛,又有解热镇痛、消炎的作用。

功用:诸药合用,共奏除湿散寒、通痹止痛之功。

主治:本方对各种证型的风湿性关节炎,不论寒热,只要注重辨证加减,掌握好剂量,定能取效。

吴超英以中西医结合治疗风湿性关节炎 85 例,并设西药组、中药组进行对照观察。

3 组病例共 185 例,其中男 56 例,女 129 例;年龄 10～68 岁,平均(28.35±12.56)岁;病程 12～7 200 天,平均(253.12±35.58)天;上肢关节痛为主 42 例,下肢关节痛为主 68 例,全身关节痛 75 例;有风湿病史者 105 例,有咽部感染史者 46 例,有环形红斑或结节形红斑者 11 例;体温＞37.5 ℃者 38 例,脉率＞100 次/分者 72 例,合并风湿性心脏病者 18 例。实验室检查:男性血沉＞20 mm/h,女性＞25 mm/h,计 135 例;ASO＞500 U 者 75 例;白细胞＞10×10⁹/L 者 65 例。全部病例诊断均符合 1988 年昆明会议标准,并随机分为中药组45例,西药组55例,中西医结合组85例。3组病情无显著性差异。

中药组:内服雷公藤片(湖北省黄石市制药厂生产,每片含量33 mg,每次1片,每日3次,饭后服)及自拟九味治痹汤。处方:薏苡仁15～30 g,川乌头(先煎)6～12 g,桂枝6～12 g,知母10～15 g,鸡血藤15 g,芍药15 g,白术10 g,生姜3 g,甘草3 g。用法:每日1剂,水煎,早、晚分服。

临证加减:如风寒湿者,川乌、桂枝重用,薏苡仁、知母轻用;如风湿热者,川乌、桂枝轻用,薏苡仁、知母重用;如风胜者,加防风10 g,川芎10 g;如湿胜者,加苍术12 g,防己10 g;如寒胜者,加草乌(先煎)10 g,细辛3 g;如热胜者,加石膏30～60 g,土茯苓15～30 g;如上肢关节痛者,加桑枝20 g,下肢关节痛者,加牛膝15 g;如腰痛者,加杜仲15 g;如邪气久羁者,加全蝎、蜈蚣各3 g研末吞服;如病久气虚者,加党参、黄芪各30 g;如血虚者,加当归10 g,熟地黄15 g;如夹瘀者,加䗪虫、桃仁各10 g。

西药组:布洛芬0.2 g,口服,每日3次;炎痛喜康20 mg,口服,每日1次;消炎痛25 mg口服,每日3次,以上任选1种。青霉素80万U,肌注,每日2次,共2周左右(过敏者改用红霉素0.25 g,口服,每日4次)。

中西医结合组:以上中西药合用。

3组均以15天为1个疗程,每个疗程检查血常规1次,第2个疗程后检查ESR、ASO并评定疗效。

疗效标准:根据1988年昆明会议修订的疗效标准。①近期治愈:受累关节肿痛消失,关节功能恢复正常,复查ESR、ASO、WBC 3项指标恢复正常,结节性红斑、环形红斑消失,2个月不复发。②显效:受累关节肿痛明显好转或消失,复查ESR、ASO、WBC未完全恢复正常,或3项指标已恢复正常,但关节肿痛尚未消失。③有效:经治疗后受累关节疼痛或肿痛有好转,检查ESR、ASO、WBC好转。④无效:经2个疗程治疗后,受累关节症状无好转。

3组疗效比较:中药组45例,治愈24例(53.33％),显效17例(37.78％),有效4例(8.89％),无效0例。西药组55例,治愈28例(50.91％),显效18例(32.73％),有效9例(16.36％),无效0例。中西医结合组85例,治愈74例(87.06％),显效8例(9.41％),有效3例(3.52％),无效0例。

童利民等

武当道药显神通

童利民、瞿群威、罗春丽等医师(湖北省丹江口市第一医院,邮编:442700),用武当道药熏洗液熏蒸冲浪浴治疗风湿性关节炎,疗效显著。

武当道药熏洗液系武当道家秘方,由黄芪、四叶参、川乌、草乌、秦艽、丹参、丁香、石斛、姜半夏、姜黄等药组成,以武当山道地药材为主,经过科学的炮制加工,研制成熏蒸洗浴的外用液体制剂。方中川乌、草乌祛风散寒止痛;秦艽祛风湿,舒筋络,清虚热,与川乌、草乌配伍可加强祛风湿作用,又能防乌头温热过猛伤阴;丁香温肾助阳并加强散风寒作用;姜半夏祛经络之痰;姜黄外散风寒、内行气血;丹参活血化瘀;石斛益胃生津,育阴清热,反佐诸药之温燥;黄芪、四叶参益气固本,抵御外邪入侵。诸药合用,共奏祛风除湿、活血通络、扶正固本之效。

熏蒸冲浪浴是一种新兴的物理温热疗法,基本无副作用,可以通过高温蒸汽使全身毛细血管扩张,血流加速,血液循环改善,大量血液流向病变关节,改善关节供氧和营养;并且血流加速可带走关节局部致痛物质,加速代谢产物的排泄,促进局部肿胀吸收;同时由于高温熏蒸时全身大量出汗,大量氯化钠和代谢废物随汗排出,有利于营养性水肿的消散和吸收,还有刺激垂体分泌促肾上腺皮质激素的作用,通过肾上腺皮质激素的增多来抑制关节无菌性炎症的反应;此外,冲浪浴时由于缸内水流不断流动,喷嘴以一定压力作用于身体穴位,使全身处于动态的液体中,可产生机械的按摩样作用。上述各种作用综合起来,可起到活血化瘀、舒筋活络、消肿止痛的作用。

童利民等用武当道药治疗风湿性关节炎100例,获得显著疗效。

方法:将200例风湿性关节炎患者随机分为3组,治疗组用武当道药熏蒸冲浪浴治疗,对照1组用普通水熏蒸冲浪浴治疗,对照2组用武当道药熏洗液浸浴治疗。

200 例患者均符合风湿性关节炎诊断标准,按就诊顺序随机分为 3 组。治疗组 100 例,男 54 例,女 46 例;年龄最小 14 岁,最大 60 岁,平均 35.9 岁;病程最短 8 天,最长 7 年,平均 102.1 天。对照组 1 组 50 例,男 24 例,女 26 例;年龄最小 20 岁,最大 59 岁,平均 37.9 岁;病程最短 12 天,最长 5 年,平均 98.5 天。对照组 2 组 50 例,男 25 例,女 25 例;年龄最小 16 岁,最大 62 岁,平均 37.0 岁;病程最短 10 天,最长 6 年,平均 106.5 天。3 组间在性别、年龄及病程上,经统计学分析无差别($P > 0.05$)。全部病例治疗前后进行 ASO、ESR、CRP 以及 X 线拍片检查,并记录阳性或阴性结果,其中 ESR 和 X 线片结果正常为阴性,异常为阳性。

干熏治疗:运用芬兰产 HARVIA 干蒸房,将火山石烤红,待房内空气温度达 60 ℃以后,将药物浇在火山石上,药物有效成分经高温烘烤,以气体状态弥漫于相对密封的房内,患者即可入房进行药熏治疗,一般 10～15 分钟,以患者能耐受为宜,年老体弱者可适当缩短时间。

蒸气浴治疗:采用芬兰产 HARVIA 蒸汽房,将药物放入蒸汽锅内煮沸,当蒸汽充满蒸汽房,温度 40 ℃时,患者即可入房接受蒸汽浴治疗,一般 20～25 分钟。

冲浪浴:采用意大利产阿波罗豪华浴缸,规格为 180 cm×70 cm×60 cm 椭圆形浴池,底部于颈、背、腰、臀腿部设有 4 排 8 个气冲喷嘴,以一定压力的气流冲动液体,作用于人体穴位上,在池壁两侧正对人体曲池穴及风市穴部位以及脚端正对双足涌泉穴部位设有 3 对水冲喷嘴,以循环水的形式将缸内液体以一定压强作用于人体。治疗时将药物注于缸内,以患者仰卧于缸中时能淹没全身(除头部抬起外)为宜,掀动气冲开关及水冲开关,喷嘴在电脑控制下,即自动调节气流及水流力度,使缸内药液不断流动,水温 40～41 ℃,治疗 30 分钟。

对照 1 组不用药物而用普通水按上述方法治疗,治疗时间、温度、水温均完全相同。

对照 2 组将武当道药熏洗液注入普通浴缸,患者全身浸泡于药液中 1 小时左右,水温 40～41 ℃。

各组治疗均每 3 日进行 1 次,连续治疗 10 次后统计疗效。

疗效标准 将关节病变情况分解为关节疼痛积分、关节疼痛数、关节压痛度、关节肿胀数、关节肿胀度和关节活动度 6 项指标,治疗前后分别进行积分评定,并计算其减少的百分数。计算方法为 $x =$(治疗前值－治疗后值)÷治疗前值×100%,x 表示减少的百分数。

关节疼痛积分：无疼痛为0分；有疼痛但可被轻易忽视为1分；有疼痛，无法忽视但不干扰日常生活为2分；有疼痛，无法忽视，干扰注意力为3分；有疼痛，无法忽视，日常活动受影响，但能完成基本生理需求如进食、排便等为4分；存在剧烈疼痛，无法忽视，需休息或卧床休息为5分。

关节疼痛数：由患者真实回答哪些关节疼痛，记录疼痛关节个数。

关节压痛度：0度 无痛积0分；Ⅰ度 触按时诉痛积1分；Ⅱ度 按压时出现痛苦表情，哭喊、畏惧、咧嘴或皱眉为2分；Ⅲ度 按压时退缩或缩回关节，支撑动作或拒触压积3分。各疼痛关节按上述标准独立记分，然后各关节积分相加方为该项指标积分。

关节肿胀数：合计每个病人肿胀关节数目。

关节肿胀度：0度 正常或无肿胀为0分；Ⅰ度 关节周围软组织凹陷轮廓隆起为1分；Ⅱ度 关节周围凹陷消失，与骨突平为2分；Ⅲ度 肿胀高出骨突部为3分。各肿胀关节独立记分后相加之和即为该项指标积分。

关节活动度：0度 关节活动自如为0分；Ⅰ度 关节活动受限1/5为1分；Ⅱ度 关节受限2/5为2分；Ⅲ度 关节活动受限3/5为3分；Ⅳ度 关节活动受限4/5为4分。以上均指与病人对侧无病变关节或健康人相同的正常关节的屈、伸、旋的活动度比较，计算方法与关节压痛度及关节肿胀度相同。

疗效判断：临床治愈 治疗后EAI≥90%，ASO、ESR、CRP及X线检查均正常，并停止治疗后随访观察≥6个月无复发者；显效 治疗后EAI≥60%，且ASO、ES、CRP中至少两项转为正常，其余无异常或均接近正常；有效 治疗后EAI≥30%且ASO、ESR、CRP及X线检查等有不同程度改善或恢复正常；无效 治疗后EAI<30%，或出现负值，各项理化检查无明显改善。

治疗组总有效率与对照组1组比较有非常显著性差异($X^2=12.69$，$P<0.01$)，与对照组2组比较有显著性差异($X^2=4.875$，$P<0.05$)，治疗组疗效明显优于两对照组。

治疗组主要疗效指标均优于对照组1组($P<0.01$)；与对照组2组比较前2项有显著性差异($P<0.05$)，其余有非常显著性差异($P<0.01$)；两对照组间比较关节疼痛积分有显著性差异($P<0.05$)，其余均无显著性意义($P>0.05$)。

治疗组4项理化检查结果转阴率均优于对照组1组($P<0.05\sim0.01$)；而与对照

组 2 组比较,除 CRP 外也均有显著性差异($P<0.05\sim0.01$),治疗组在控制风湿活动和消除关节肿胀方面(因为 X 线阳性多表现为关节周围软组织肿胀影)均优于两对照组。

结果:总有效率治疗组 91%,对照组 1 组 68%,对照组 2 组 78%,治疗组与对照组 1 组比较有非常显著性差异($P<0.01$),与对照组 2 组比较有显著性差异($P<0.05$),且治疗组的 4 项理化检查治疗后转阴率也明显优于两对照组($P<0.05\sim0.01$)。

结论:武当道药熏蒸冲浪浴治疗风湿性关节炎效果明显。

药物熏蒸冲浪浴治疗在消除关节无菌性炎症、改善关节症状、控制风湿活动方面具有比两个对照组更好的效果。其原因为干蒸时由于药物在火山石的高温作用下汽化,以中药离子的形式弥漫于干蒸房内,可以通过开放的皮肤汗孔以及肺部呼吸等途径将中药离子吸收入体内。湿蒸时药物蒸汽也可以从上述两个途径进入体内,从而发挥药物治疗作用。由于冲浪浴是在熏蒸之后进行,此时人体皮肤由于高温持续作用,汗孔已完全开放,加上冲浪浴时气冲和水冲喷嘴的持续压力作用以及药液的循环流动,药物有效成分的吸收就会较传统的浸浴更充分,同时加上熏蒸冲浪浴的物理温热治疗作用,疗效更好。

以动治病法——简便疗疾妙法

(1)收提法:提肛运动古称"撮提谷道",可防治痔疮、便血、脱肛等。具体方法是:收提肛门连同会阴部位,保持这一状态 3 秒钟,然后放松还原。可连续收提 36 次,但不要过于用力。该法无时间限制,效果显著。

(2)搓擦法:日本时下流行一种简便易行的防治感冒的搓手操。医学上将双手拇指根部称为大鱼际,认为大鱼际与呼吸器官联系密切。因此,经常搓擦大鱼际,对预防感冒、增强体质大有好处,而且对咽痛、打喷嚏等感冒早期症状一治即消。具体方法是:两手对搓大鱼际,直到搓热为止。

唐乌香

仲景白虎桂枝汤疗风关

唐乌香医师(江苏省南京市建邺医院,邮编:210017)用白虎桂枝汤加减治疗急性风湿关节炎,取得满意的效果。

白虎桂枝汤(石膏,知母,甘草、粳米,桂枝)主要治疗阳明经证也就是气分实热证,本方取石膏为君,清热,配知母苦寒质润为臣,以助石膏清气分之热,桂枝调和营卫,甘草、粳米佐使相参,增强石膏疗效。

处方:石膏20 g,知母12 g,甘草10 g,粳米12 g,桂枝6 g。上药加水煎煮,取头煎与二煎合并再稍浓缩,取浓缩液早、晚各服1次。

唐乌香医师共观察38例患者,年龄22～68岁;男17例,女21例;病程最长3个月,最短7天,平均33天;临床症状为发热,口渴,心烦,关节局部红肿灼热、疼痛、屈伸不利;实验室检查血沉高达36～110 mm/h。服本方后热退,关节红肿消失,复查血沉<20 mm/h,首诊投药以3剂试探,再诊以5剂继服。本组患者服本方5剂痊愈者共13例,服8剂痊愈者共20例,服10剂痊愈者5例,平均服药7.2剂。

【病案举例】

患者,女,42岁,1999年6月8日就诊。患者于就诊前1周下河捕鱼,突遇暴雨,回家后发热,全身酸楚,自服2片螺旋霉素和去痛片。近几日自觉发热加重,口渴欲饮,胸闷心烦,全身关节酸楚,尤以两膝关节痛甚。查体见两膝关节红肿灼手、屈伸不利,舌质偏红,舌苔黄腻,脉弦数。实验室检查:白细胞$18×10^9$/L,血沉78 mm/h,即用白虎桂枝汤3剂,每日1剂,水煎服。

二诊:药后热渐退,关节红肿逐日减轻,继服原方5剂,每日1剂,水煎服。

三诊:症状消失,复查血沉18 mm/h。

李昌玉等

经典方八珍汤加减治风关

李昌玉、黄旭腾、童国燕等医师（河南省天宏焦化公司医院，邮编：467021）运用八珍汤加减治疗风湿性关节炎，取得了满意疗效。

李昌玉等医师所拟方药为八珍汤减熟地(白术 12 g,党参 15 g,茯苓 12 g,生甘草6 g,当归 20 g,白芍 30 g,川芎 9 g)加:制川乌 6 g,草乌 6 g,羌活 9 g,独活 15 g,桂枝10 g,桑寄生 12 g,川牛膝 12 g,生乳香 6 g,生没药 8 g,血竭 4 g,儿茶 3 g,香附 9 g,陈皮 9 g。上药煎 60 分钟,先武火,后文火慢煎,每日 1 剂,早、晚饭前分服。

方解:八珍汤补气血以治本,鼓邪外出,去熟地恐其滋腻碍脾运化;重用白芍配当归养阴柔肝疏筋,以通利关节;加川草乌、羌独活、桑寄生、川牛膝,祛风散寒除湿,且桑寄生、川牛膝补肾壮骨,防邪气入骨。加乳香、没药、血竭、儿茶,活血化瘀止痛、养血生肌;香附、陈皮通行三焦之气。全方具有健脾化生气血、养阴柔肝疏筋、补肾壮骨、祛风散寒除湿、化瘀之功,内使气血旺,外使邪气出,则病自愈。

临证如病之上下,可用桂枝、羌活与牛膝、独活两组药之药量来调节,病在上者,前者量大;病在下者,后者量大。

临床选择 100 例患者,男 36 例,女 64 例;年龄 25～35 岁 80 例,36～46 岁 20 例;病程 3～5 年 33 例,5～10 年 49 例,10～20 年 18 例。诊断依据:有风寒湿侵袭病史,关节酸困疼痛不适,屈伸不利,恶风寒湿。血沉(ESR)正常或偏高,抗"O"(ASO)<500 或>500,X 线摄片示:关节骨质无明显增生(即不包括骨质增生性关节炎)。

治疗结果:100 例中,治愈 58 例,临床症状及体征消失,遇阴雨天或吹电风扇无明显症状,随访 1 年未复发;好转 38 例,临床症状及体征消失,遇阴雨天发作,但症状较前轻;无效 4 例,临床症状及体征无明显减轻。有效率 96.0%。疗程最短 10 天,最长 15 天,平均 12.5 天。

以动治病法——增强抗寒能力的妙法

(1)颤抖法:无论是严寒还是酷暑,只要每天坚持颤抖半小时,便能迅速调整体温,及时适应气候的异常变化。颤抖的具体方法是:以膝关节为中心,上下自然抖动,振幅宜小,振速宜快。注意:全身除膝关节外,都应尽量放松,决不可耸肩、憋气等。

(2)吐纳法:每天清晨,选择一个空气清新的地方进行吐纳训练。用鼻缓缓吸气,将自然界的清新之气吸入体内;用口缓缓呼气,将体内所有秽浊之气排出体外。以上为一次,共吐纳 100 次。如此锻炼有抗寒抗暑的双向调节作用,对防治五脏疾病也极为有效。

(3)浸泡法:足浴可以养生。民间有这样的歌谣:"春天洗脚,升阳固本;夏天洗脚,暑湿可驱;秋天洗脚,肺润肠濡;冬天洗脚,丹田温灼。"所以,浸泡双脚可以调整体温。浸泡时,水温可根据需要自行调整,时间为 10 分钟。浸泡之后,如能立刻揉搓双脚脚心,还有防治失眠、头晕及强肾利心之功效。

岳国强等

岳氏等活血温通汤治风湿性坐骨神经痛

岳国强（山西省太原市第三监狱卫生所，邮编：030006）、李国平等医师，探讨中医辨证治疗风湿性坐骨神经痛的方法，运用自拟活血温通汤，根据患者风、寒、湿三气偏盛的特点，随证加减，辨证施治。

岳国强等医师自拟活血温通汤：黄芪，酒桂枝，丹参，赤芍，独活，制川乌，炙甘草。水煎服。寒盛加制附子、细辛、补骨脂等；风盛加青风藤、路路通、当归、鸡血藤等；湿盛加木瓜、薏仁等；急性疼痛明显，加乳香、没药、元胡等；痛如锥刺加桃仁、红花、皂刺等；湿郁日久化热，下肢不冷反热，加苍术、黄柏等；腰膝酸软加骨碎补、制首乌、狗脊等。

风湿性坐骨神经痛由于感受风、寒、湿邪，引起气血凝滞"不通则痛"，活血温通汤可起到祛风、除湿、温通血脉，达到通则不痛的目的。使用活血温通汤未发现有不良反应。服药后，有些患者自觉体内有爬虫感；有些患者感觉疼痛暂时加剧，有些则感觉疼痛沿坐骨神经自上而下转移，坚持服药，疗效会逐渐显现。大多数患者服用1个疗程就可好转，病程长者可使用2～3个疗程。另外，患者的积极配合是提高疗效、缩短疗程、预防复发的重要因素。注意起居卫生，避免潮湿受寒；在疼痛剧烈时，须卧床休息；病情稳定期，可进行适当的运动，但活动应循序渐进，避免劳累过度；肢体畸形者，活动宜缓慢，防止不慎跌仆而致骨折。

若痛久使正气耗伤，出现气血亏虚或肝肾亏损者，应重视扶正，标本兼顾，气血亏虚可用黄芪桂枝五物汤（黄芪，桂枝，白芍，甘草，生姜）加减。肝肾亏损可用健步虎潜丸（龟甲，黄柏，知母，熟地，牛膝，白芍，锁阳，当归，陈皮，干姜，羖羊肉）加减。临床随证施治,不必拘泥。

临证运用中医辨证论治的方法治疗 180 例风湿性坐骨神经痛患者,取得了满意的疗效。本组 180 例患者中,男性 120 例,女性 60 例;年龄为 28～76 岁;病程最短者 1 周,最长者 20 年。全部病例均以臀部和下肢痛为主要表现,且反复发作,其中,行痹之疼痛游走不定者 42 例;痛痹之疼痛有定处者 86 例;着痹之疼痛酸楚、肌肤不仁者 52 例。

疗效判定标准:临床症状消失,活动自如,遇气候寒冷亦无明显不适感觉者为治愈;疼痛减轻,遇气温下降疼痛稍有加重,但较前明显改善者为好转;症状无改变者为无效。180 例患者中,治愈者 129 例(72%),好转者 40 例(22%),无效者 11 例(6%)。在治疗过程中未发现有不良反应。说明活血温通汤可祛风除湿、温通血脉,达到通则不痛的目的。

【病案举例】

患者,男性,43 岁,于 1993 年 11 月 5 日初诊。患者 1 年前因开窗休息,腰部受寒,即出现腰痛,3～4 天后放射至下肢,虽经多方治疗效果不显。患者素有内热,因起居失慎重感风寒。检查示:沿坐骨神经有触痛点,特别是臀中线、腘窝及小腿中部触痛明显,遂予活血温通汤加减。服药 10 剂。

二诊:患者自觉好转,仅觉左下肢胀热,改投桂枝芍药知母汤,4 剂。

三诊:3 个月后随访无复发。

六阳六阴经络的内外养生法

从传统中医学的角度审视,保健养生都很重视经络养生。人的十二条经脉为六阴六阳经络。从脚到顶、从顶到脚六阴六阳经贯通全身;经通络活,不瘀不阻;络活经通,疾病何有?

操作方法:仰卧,双掌轮流从上至下轻摩胸腹,站立式要特别注意,如遇到阳光充足,则要隐于树叶后进行。

站立发声:咦——唏——微——哈!

朱豫珊

蛇酒治风湿痛痹

朱豫珊医师（江西省修水县中医院，邮编：332400）以自制银环蛇酒治疗风湿痛痹，效果满意。

银环蛇、五步蛇、眼镜蛇通称白花蛇，其味甘咸，性温，功能祛风、通络、定惊。前人多用来治疗风湿麻痹、筋脉拘急、口眼㖞斜、半身不遂及大风疥癣等症。古方以白花蛇配方制成膏、酒、丸、散剂甚多。朱豫珊医师通过临床观察，认为白花蛇酒治疗风湿痹痛可明显提高疗效；因酒性温热，通经活血，祛风散寒，与蛇配伍可相得益彰。

银环蛇酒制法：取鲜活银环蛇，不论大小均置于铁丝笼中1周，使其腹中食物消化干净，然后清水冲洗干净，取出，浸入50度白酒中，密封，其比例为10 kg白酒浸泡1 kg银环蛇，3个月后取出蛇酒，即可供药用。

用法与用量：每次口服50 ml，每日服2次，1个月为1疗程。

选100例患者，男57例，女43例；年龄17～68岁，病程1年以内24例，1年以上5年以内45例，5年以上31例。病例选择主要根据患者关节疼痛，遇寒痛增，得热痛减，每遇阴雨天及气候变化时疼痛诱发或加剧，关节无肿胀，局部皮色不红，血沉、抗"O"一般正常，病情缠绵，呈慢性经过。100例中，60例服药1个疗程，31例服药2个疗程，9例服药3个疗程。

疗效评定　关节疼痛消除，随访1年未复发为痊愈；关节疼痛明显减轻为有效；关节疼痛未改善，或已减轻1年后复发为无效。

本组痊愈62例，有效29例，无效9例，总有效率91%。

【病案举例】

患者，男，45岁，工人，1997年2月20日初诊。因双膝关节疼痛6年，前来门诊治疗。自述经中西医治疗无效,现双膝关节疼痛,遇阴天或阴雨天加剧,局部有凉感,戴护膝保暖则舒,痛剧时以热水袋敷痛处即可缓解。手足冷,腰部酸胀,大便溏薄,舌质淡,舌苔白,脉象沉细。血沉 15 mm/h,抗"O"300 U。辨证为寒湿痹阻经络筋骨,治以银环蛇酒,口服,每次 50 ml,每天 2 次,连服 1 个月后关节疼痛解除,随访 1 年未复发。

冬季预防风湿病

冬季是风湿病最容易复发和加重的季节,在我国北方尤其如此。风湿病包括风湿热、类风湿性关节炎、骨质增生性疾病等多种病症。风、寒、湿等外邪或单独或联合侵犯人体,闭阻经络,导致气血运行不畅,使肌肉、筋骨、关节发生麻木、酸痛,重者屈伸不利,形成中医称作痹证的病。痹症严重时可导致"关节肿大变形,弯腰驼背渐至足不能行、手不能抬,日常生活不能自理"等。如果出现"心跳、气短、汗出、食少便溏、腰酸遗精"等症,那就是累及了内脏。此病症的预后多不良。

痹证的发生与体质的盛衰以及气候条件、生活环境有密切的关系。劳累后或大量出汗后,身体被风寒湿邪侵袭,可导致发病。可见,正值新陈代谢旺盛的年轻人,冬季出汗后,一定注意不能受风吹。

风湿病患者在冬季要注意保暖、防潮,内衣汗湿后应及时换洗,被褥要勤晒,感冒后要彻底治疗,防止病邪内传。劳逸结合,饮食有节,积极锻炼身体,配合中医中药,风湿病才能痊愈。

张玉焕等

古方四妙汤加减治热痹

张玉焕、王胜义等医师（平顶山工学院医院，邮编：467000）用四妙汤加减化裁治热痹，疗效较佳。

1. 热痹的特点

关节或肢体某处红肿疼痛，灼热，手不可近。局部或全身发热，乃风湿与热相搏流注关节，阻于经络，气血运行不畅所致。拟四妙汤加减治疗本证，使湿祛热清，病症自除。

2. 处方

忍冬藤 20 g，黄柏 10 g，苍术 10 g，薏苡仁 15 g，知母 10 g，牛膝 6 g，木瓜 10 g，生地 10 g，赤芍 10 g，川芎 6 g，当归 10 g，生甘草 3 g。水煎服。以上为成人剂量，每天 1 剂，水煎 2 次分服。10～20 天为 1 个疗程。大多数患者服药 10～20 天，服药长短与病情轻重有关。

3. 方解

忍冬藤清热解毒，善治热痹；黄柏苦寒清热，苍术苦温燥湿，二者配合具有清热燥湿之效；苍术、黄芪、牛膝、木瓜、薏苡仁既能祛湿，又能舒筋通络；生地入血分清热凉血；芍药、甘草敛阴养血，缓急止痛，佐以川芎、当归有助于血脉之畅通。

4. 临症加减

如皮肤有红斑者，酌加丹皮、地肤子等，凉血散风。

如关节红肿、疼痛剧烈、入夜尤甚者，可配加玄参、麦冬等，养阴凉血。

如出现疼痛时轻时重、关节肿大甚至畸形者，可加穿山甲、地龙、地鳖虫等，养血活

第二部分　名中医治疗风湿类风湿的验方效方

血,化瘀通络。

如气虚者,加党参、黄芪等,补气健中。

临证选 58 例患者,女 24 例,男 34 例;平均年龄 39(22～57)岁;病程 1 年以上 15 例,1～3 年 30 例,3 年以上 11 例,10 年以上 2 例。患者均以关节红肿热痛就诊,痛不可解,得冷稍舒,可累及 1 个或多个关节,多兼有发热、恶风等症状。

疗效评定:①治愈:关节疼痛、肿胀消失,活动功能正常,实验室检查正常。②好转:关节疼痛、肿胀减轻,活动好转,实验室检查改善。③未愈:关节疼痛、肿胀及实验室检查无变化。

结果:本组 58 例,临床治愈 30 例,占 51.7%;显效 24 例,占 41.3%;无效 4 例,占 6.8%。患者用药后全部有效止痛,红肿热痛在服药后 10 天左右消失,关节屈伸功能好转。随访 20 例 3 年,无 1 例复发。

【病案举例】

患者,男,37 岁,1998 年 3 月 20 日初诊。主诉发作性关节肿痛 12 年,加重 1 周。患者原有风湿性关节炎 12 年,多逢春季复发。1 周前外出,不慎着凉,发热,汗出,恶风,继则双踝关节红肿灼热,痛不可近,彻夜不眠。体检:体温 38.5 ℃,双踝红肿,皮肤鲜红,触之有灼热感,压痛明显,关节屈伸不开。血沉 58 mm/h,抗"O"624 U。服用该方 5 剂,水煎服,每日 1 剂。

二诊:5 剂后全身热退,踝关节红肿痛明显减轻。再嘱服 5 剂,水煎服,每日 1 剂。

三诊:5 剂后夜间睡眠安稳,关节屈伸功能好转。按原方去知母,加地龙 10 g。连服 10 剂,水煎服,每日 1 剂。

四诊:药后,效果稳定,行走正常,检查血沉、抗"O"均正常。

1 年后随访未复发。

房定亚
经典方四妙勇安汤治湿热痹

房定亚教授（北京西苑医院，邮编：100091）是我国著名中医专家，从事中医临床及教学工作近40年，学验俱丰，思路独特，辨证灵活，在治疗心、肾、老年病及风湿类疾病方面独有建树。兹将其对类风湿性关节炎的治疗用药特点简要介绍如下。

类风湿性关节炎传统治疗多以祛风止痛、温经通络为主，但治疗效果较差。房定亚教授多年潜心研究治疗类风湿性关节炎，临床辨病辨证相结合，专方专用，形成了自己独特的治疗经验。根据本病在急性期（湿热痹）多表现为红、肿、热、痛，呼吸道感染，发热汗出，咽干，溲黄，便燥等症状，化验白细胞增高，血沉增快等现象，认为此病多为先天不足，或正气虚弱，热毒之邪乘虚而入，流注经络关节，使气血运行不畅，热毒湿瘀互结是主要病机所在。房教授提出，在此期（湿热痹），能及早应用清热解毒药，就可较彻底清除外邪，防止转为慢性，防止引起免疫反应及全身血管炎症性病变。强调急性期治疗要以清热解毒、除湿止痛、通行血脉为阻断病情发展的关键。用大队清热解毒、祛湿通痹药物治之，使热毒去，痰瘀消，脉络通而病愈。在临床应用中此观点屡获验证。

房教授常用四妙勇安汤加味治疗。四妙勇安汤来源于《验方新编·卷二》，是清热解毒、活血养血、通络止痛之方剂，主治火毒内阻，血行不畅，瘀阻经脉之证。全方由金银花、当归、玄参、生甘草组成。药仅四味，量大力专。

功能：共奏清热解毒、养血止痛之功。

主治：湿热痹。本方在现代临床常用于治疗热毒型血栓闭塞性脉管炎，或其他原因引起的血管栓塞病变。

方解：方中金银花清热解毒，能清气分之热，又能解血分之毒为主药，以治病因；辅以当归活血养血,为血中之气药,能行血气之凝滞,祛瘀而生新;玄参清热滋阴,泻火解毒,软坚散结,助金银花以解热毒,合当归以和营血;甘草生用,取其泻火解毒之作用为佐使,配金银花以增强清热解毒之功。

临症加减:如关节疼痛甚者,常重用清半夏 30 g,以止疼痛;如伴大便干结者,重用白芍 20～30 g,以通大便;或重用白芍配甘草,以养血敛阴,解痉止痛;如汗出甚者,加桑叶、五味子等,且重用桑叶 30 g,以止汗;如清热解毒时,常配伍白花蛇舌草、山慈姑、虎杖等,前两味药且有调节免疫机能的作用;如关节肿甚者,加土茯苓、防己、赤小豆、萆薢、薏苡仁、青风藤等,祛湿利关节,消肿止痛;如病变在上肢者,加桑枝、羌活等;如以下肢病变为主者,加川牛膝、木瓜等;如有血瘀者,多加丹参、红花等;若关节明显者,选血肉有情之品如蜈蚣、全蝎等搜剔窜透,逐瘀止痛;若关节变形者,加淫羊藿、鹿衔草等以补肾益精,强壮筋骨。

【病案举例】

曹某,男,41 岁。患者无明显诱因出现双腕、掌指关节肿痛、发热、晨僵,自服消炎痛、阿司匹林等药物效果不著。半个月后双膝、双踝、双足趾关节均出现发热肿痛,症状逐日加重,于 2000 年 5 月来诊。症见双腕、双手掌指关节、双膝、双踝、双足趾关节红肿热痛,有压痛,肤色红,扪之灼热,不能握拳,握力差。口干,寐差,尿黄,便燥,舌质红,舌苔黄,脉象滑数。体温 37.6 ℃,化验 ESR 63 mm/h,RF(+),抗"O"<500 u,CRP(+)。

中医诊断:风湿热痹。

西医诊断:类风湿性关节炎。

治疗:宜清热解毒,通痹止痛。

处方选四妙勇安汤加味:金银花 30 g,玄参 20 g,当归 15 g,生甘草 10 g,土茯苓 20 g,白花蛇舌草 20 g,鹿衔草 20 g,山慈姑 10 g,虎杖 15 g,清半夏 30 g,青风藤 30 g,蜈蚣 2 条。水煎服,每日 1 剂分 2 次服。上方服 14 剂。

二诊:服药后,双腕、双掌指关节、双膝、双踝、双足趾关节肿痛减轻,握力增加,肤色、体温基本正常,睡眠改善,二便调,舌质淡红,舌苔薄白,脉象数,体温正常。上方去土茯苓,加淫羊藿 20 g,继服 14 剂。

三诊:关节肿痛基本消失,活动如常。ESR 12 mm/h,RF(+),抗"O"<500 u,CRP(-)。继用上方 6 剂,以巩固疗效。

随访半年,未复发。

第三部分　名中医外治疗法
用于风湿类风湿

李经选等

内病外敷治类风

李经选、李和平、王魁亮等医师（新疆医科大学第一附属医院，邮编：830054）用中药外治类风湿性关节炎。

处方：海桐皮 15 g，伸筋草 15 g，透骨草 15 g，追地风 15 g，桂枝 15 g，桑枝 15 g，麻黄 15 g，桃仁 15 g，红花 15 g，制乳香 15 g，制没药 15 g，当归 15 g，川芎 15 g，生川乌 15 g，细辛 15 g，生草乌 15 g，威灵仙 30 g，川椒 30 g，落得打 20 g，川断 20 g。

方解：方中用海桐皮、伸筋草、透骨草、追地风、威灵仙、麻黄、桑枝、桂枝等药，以驱风邪兼除湿邪，其意取《金匮》治风湿之法"若治风湿者，发其汗，但微微似欲出汗者，风湿俱去也"。以细辛、川乌、草乌、川椒等大辛热燥之药，逐其寒湿之邪并止痛。同时用落得打、桃仁、红花、乳香、没药、当归、川芎、川断等药活血祛瘀通络，血行则风自灭，以助驱风之药的药力，瘀除则经络得以疏通，"通则不痛"。

将以上药物碾成细末，装入布袋经蒸煮后在病变部位热敷，反复更换药袋，以热透为好。外用热敷直指病所，并助药力，既可发挥药效、减少辛热燥耗伤阴精的偏性，防止乌头类药物引起的毒性作用，又可起到理疗作用，尤其对于关节僵硬疼痛、关节功能障碍者，该法有其独到显著的疗效。

经上法治疗类风湿性关节炎 61 例，结果：近期控制 9 例，占 14.7%；显效 17 例，占 29.9%；好转 29 例，占 47.6%；无效 6 例，占 9.8%。总有效率为 90.2%。

牟科媛等

牟氏等外敷五金汤治疗类风湿

牟科媛、周文生医师（玉林市卫生学校附属医院，邮编：537000）用自拟五金汤外敷治疗类风湿性关节炎，效果满意。

自拟五金汤药物组成:铁包金60～90 g,清风藤25 g,凉粉藤20 g,两面针35 g,徐长卿35 g,王不留行35 g,山慈姑15 g,了哥王20 g,金银花20 g,板蓝根20 g,黄芪20 g,巴戟天18 g,女贞子20 g。

将上药按常规法煎成500～800 ml,用药液浸毛巾后外敷肿痛关节,每次敷0.5～1小时,也可以外洗,水温宜在40～50 ℃(水温过高易引起局部皮肤红肿),25天为1个疗程。治疗3～4个疗程。

方解:五金汤中的铁包金、凉粉藤、两面针、清风藤均有活血消肿、散结止痛功效,为君药;山慈姑、王不留行、徐长卿消肿散结止痛,通经络,为臣药;金银花、板蓝根、了哥王清热消肿,加强君臣药的作用,并防止上药耗损阴血,为佐药;女贞子、黄芪、巴戟天补气阴壮肾。

按现代药理研究:方中的铁包金、凉粉藤、两面针、王不留行、山慈姑、徐长卿均属活血化瘀、散结消肿的药物,能有效地消除或减轻滑膜的充血、渗出、细胞浸润。实验证明两面针、清风藤、徐长卿、王不留行的镇痛作用较可靠。了哥王对大肠杆菌、绿脓杆菌有抑制作用。金银花、板蓝根对溶血性链球菌、痢疾杆菌、肠炎杆菌、病毒等有抑制作用。女贞子有显著的调节免疫作用。黄芪能提高白细胞的免疫功能,减少B细胞的增殖和自身抗体,调节T细胞亚群,从根本上改善或消除突变的基因。

选择46例门诊病例,男性18例,女性28例;年龄最小25岁,最大69岁,其中25～39岁22例,40～49岁19例,50～69岁5例。病程5～10年20例,10～20年15例,20

年以上 11 例。合并有慢性胃炎 24 例,胃窦炎 8 例,十二指肠球炎 14 例,胃、十二指肠溃疡 13 例。全部病例均有服用镇痛、激素、消炎的西药史。全部病例按照美国类风湿病学会 1982 年修订的类风湿性关节炎诊断标准进行诊断。

疗效标准参照 1988 年 4 月昆明全国性学术会议制定的标准拟定。近期控制:受累关节肿痛消失,关节功能改善或恢复正常,RF、ESR 恢复正常,且停药后,可维持 3 个月以上。显效:受累关节肿痛明显好转或消失,ESR、RF 滴度降低或 ESR、RF 正常,但关节肿痛尚未消失。有效:受累关节疼痛或肿痛有好转。无效:经治疗 3 个疗程后,受累关节肿痛无好转。

以上 46 例患者,经 3～4 个疗程治疗后,近期控制 10 例,显效 18 例,有效 14 例,无效 4 例,总有效率为 91.30%。

风湿类风湿的药膳食疗方一

五神汤

【原料】荆芥 6～10 g,紫苏叶 6～10 g,茶叶 3～6 g,生姜 6～10 g,红糖 20～30 g。

【制法】把荆芥、紫苏叶用清水冲洗净后过滤,去杂质,再与茶叶、生姜一同放入沙锅内加水用文火煎煮;另外取锅加热溶红糖成为红糖汁,和滤过药渣的药汁合并混和均匀即成。

【功效】荆芥、紫苏叶、生姜均为辛温解表之药;茶叶降火解毒去热;红糖,甘温益气缓中。共煮汤可祛风散寒,并可以随量饮用。

王兆铭

内服经验方 外加蜂针治类风

王兆铭主任医师用经验方内服并外用蜂针治疗类风湿性关节炎，疗效满意。

治疗类风湿性关节炎经验方：鸡血藤 30 g，寄生 30 g，茯苓 30 g，牛膝 30 g，威灵仙 30 g，连翘 20 g，川断 20 g，桂枝 10 g，红花 10 g，木香 10 g，秦艽 15 g，白术 15 g，黄芩 15 g，枸杞子 20～30 g，附子 15～20 g。

临证加减：如风重者，加青风藤 30 g、海风藤 15～20 g 等；如湿重者，加薏苡仁 30 g、泽泻 15 g 等；如寒重者，加干姜 6 g 等；如化热者，附子减量或不用，加七叶一枝花 30 g 等。

同时加用蜂针：主穴取肩髃、曲池、支沟、三间、后溪、膝眼、阳陵泉、三阴交、太冲等。如关节痛甚者，加肩三针、天宗等；如肘关节痛甚者，加尺泽、少海、手三里等；如腕关节痛甚者，加阳池、阳溪、养老、大陵等；如指关节痛甚者，加八邪、大都、束骨、八风等；如踝关节痛甚者，加太溪、商丘、丘墟、昆仑等；如髋关节痛甚者，加环跳、秩边者；如膝关节痛甚者，加血海、委中、鹤顶、膝关等；如久病虚寒者，加肾俞、命门等。另根据患病部位，配阿是穴。上述主、配穴可分次轮换选用。

在针灸同时，取活蜜蜂，镊子轻夹蜜蜂胸部，将尾部螫针对准已选定的穴位稍碰皮肤即可。

用以上所述方药及蜂针治疗类风湿性关节炎患者 40 例，结果总有效率为 85%。

周四雄等

外用发泡法治类风湿

周四雄、左玉初等医师（湖北省孝感市第一人民医院，邮编：432100）用自配中药制剂"斑乌合剂"外用，采用传统的发泡疗法治疗类风湿性关节炎，疗效显著。

处方：斑蝥 10 g，红花 10 g，生川乌 15 g，生草乌 15 g，苏木 12 g，秦艽 15 g，豨莶草 15 g，鸡血藤 15 g，老鹳草 20 g。上述药物用 75％医用乙醇 600 ml 浸泡 3～4 天，过滤装瓶密封备用。局部外搽受累关节皮肤，每日 1～4 次，用药前局部按摩皮肤。用 75％的乙醇作溶剂，加之应用时局部按摩皮肤，均有利于局部血液循环，局部血流增快，毛细血管扩张，提高了组织膜和细胞膜的通透性，使药物分子通过皮肤组织间隙与细胞间隙而较多地进入体内，聚积在病灶局部，发挥其药物疗效。

方解：以斑蝥为君，含有效成分斑蝥素，外用可使皮肤发红、发泡，其刺激作用强，虽其自身组织穿透力很低，但在治疗中刺激皮肤发泡，从而打开了药物至皮肤内组织的通道，该药自身吸收少，对患者毒性小。发泡后，局部组织液渗出，关节滑膜组织内大量的淋巴细胞、浆细胞、巨噬细胞免疫复合物和其他有害物质渗出，减轻关节腔内压力，减轻神经张力，起到消炎、去除僵硬、消除疼痛、增强机体代谢的作用，有利于关节组织的修复。

方中臣药为生川乌、生草乌，两药均含有乌头碱，具有局麻作用，能阻断神经节，与秦艽配合使用，止痛作用得到加强，在治疗关节疼痛、肿胀方面起着重要作用。辅药为红花、苏木、鸡血藤、豨莶草、老鹳草等，具有活血通络、祛风、消炎等作用，在关节局部吸收，可减轻局部组织的炎性刺激，抑制肉芽组织的增生。

斑乌合剂适用于各级类风湿性关节炎的治疗，在止痛、消肿、解除关节活动障碍或晨僵方面均有较好疗效，缓解症状和体征时间短，止痛时间在 1 分钟以内，关节肿胀消退时间在1天~1周内,2分钟内能解除关节活动障碍,能短期取得疗效。尽管斑乌合剂局部皮肤反应多,但未发现胃肠道反应和其他全身反应,不留瘢痕,使用安全。

采用斑乌合剂传统的发泡疗法治疗类风湿性关节炎36例,并与外用药英太青(双氯芬酸钠凝胶)治疗的33例作对比观察。两组69例中,男性28例,女性41例;年龄17~72岁,平均40.5岁;病程6周~21年。随机分为治疗组36例,对照组33例。

对照组用英太青(双氯芬酸钠凝胶)局部外涂受累关节,每日4次,用药前按摩局部皮肤。英太青凝胶仅适应于该病的消炎、止痛。英太青凝胶无发泡作用,且药物单一,不易被局部组织吸收,因此,虽然在止痛等方面起到一定作用,但难以短期奏效,一般止痛时间在2~24小时,关节肿胀消退时间和关节活动障碍解除时间均在数周以上。

两组69例均符合1987年美国风湿病协会关于类风湿性关节炎的诊断标准:①晨僵至少1小时,持续6周以上;②3个或者3个以上关节肿,持续6周以上;③腕、掌指及近端指间关节肿,持续6周以上;④对称性关节肿,持续6周以上;⑤皮下结节;⑥类风湿因子阳性并滴度升高;⑦X线表现至少有骨质稀疏及关节隙狭窄,具备上述7项中之4项者,可确诊。

病例分级 Ⅰ级:关节不同程度疼痛,关节形态无变化,关节活动不受限。Ⅱ级:关节疼痛,且有不同程度的关节肿胀,活动轻度受限。Ⅲ级:关节疼痛、肿胀、畸形,活动明显受限,或晨僵。两组69例中,Ⅰ级28例,Ⅱ级21例,Ⅲ级20例。

观察患者关节疼痛、肿胀、活动受限或晨僵改善的情况,注意用药起效时间,受累关节的个数变化,用药后关节局部皮肤发热、瘙痒、水肿、起泡疹、渗液等局部反应和全身反应和药物的副作用。每周随访1次。

两组治疗结果:治疗组总有效率91.66%,对照组总有效率60.60%。

两组副作用:治疗组皮肤痛痒2例,局部皮肤发红30例,起皮疹(发泡)28例,但胃肠道反应少,未出现全身其他反应。斑乌合剂因只涉及皮肤浅层,不损真皮组织,停药后均予修复,未发现留有瘢痕的病例。对照组则2例有胃肠道反应,皮肤瘙痒4例,局部皮肤发红9例,皮疹(发泡)1例。

毛明家

毛氏三叠一浴治类风

毛明家医师(山东省计划生育科研所医院,邮编:250002)、邵速等采用"三叠一浴法"治疗类风湿性关节炎(RA),临床效果满意。

RA 属中医痹症范畴,目前国内外均无特效疗法。毛明家等的"三叠一浴法"即中药内服、膏药外敷、水袋热敷 3 种方法重叠,辅以药浴。治疗中除了服激素者逐渐减量停药外,停用全部其他药物,但应加强诸关节功能锻炼。

具体做法:①内服消痹散,早 4 粒,晚 8 粒;强壮散每次 5 g,每日 3 次;服激素者加服除痹灵,30 天为 1 个疗程。②外敷类风湿灵:用陈醋调成膏状,敷于患处或穴位,盖一层纱布后再盖一层塑料薄膜,用胶布固定 4 周。③用热水袋热敷膏药表面,每日 2 次,每次 30 分钟,每 24 小时换药一次。④每次换下来的膏药用水加热,熏洗手足或全身。"三叠一浴法"以中医整体观念为理论基础,中药外敷可直达病所,拔瘀毒外出,避免病气扩散。内服药物扶正祛邪,通过药浴促进全身血液循环和阴阳平衡,从而内外共济,发挥综合效力,取得良好的治疗效果。

选患者男 21 例,女 29 例;年龄 11~65 岁,平均 43 岁;病程 3 个月至 20 余年。根据 1988 年昆明学术会议通过的标准诊断,均接受过中西药物治疗,其中应用激素者 32 例。

治疗效果 近期控制:经治疗后受累关节肿痛消失,关节功能明显改善或恢复正常,RF、ESR 恢复正常 14 例(占 28%)。显效:受累关节肿痛明显好转或消失,RF、ESR 值明显降低或恢复正常,但关节肿痛尚未完全消失 23 例(占 46%)。有效:治疗后受累关节疼痛或肿胀有好转,RF、ESR 无明显降低 11 例(占 22%)。无效:治疗后受累关节肿痛无好转 2 例(占 4%)。总有效率为 96%。

第三部分 名中医外治疗法用于风湿类风湿

三叠一浴法所用药物均为纯中药制剂,50例患者内服未见不良反应。外敷局部出现红、痒、肿、痛的反应。实践证明,局部反应与病情轻重成正比,即病情轻者反应轻,病情重者反应重,并随着病情好转自然消失,无感染发生。由此可见,红、痒、肿、痛为获效标志。

风湿类风湿的药膳食疗方二

五彩炒蛇丝

【主料】熟蛇丝200 g。

【配料】鲜笋肉50 g,浸发香菇50 g,韭黄30 g,姜丝9 g,干米粉丝9 g。

【调料】蒜泥、精盐、芝麻油、胡椒粉、绍酒、湿淀粉各少许,芡汤20 g,花生油500 g。

【制法】(1)将香菇、鲜笋、柠檬叶切成细丝,韭黄切段,调鸡蛋液。将精盐、笋丝、菇丝、姜丝下沸水中焯30秒。用芡汤、麻油、胡椒粉、湿淀粉调成芡汁。

(2)用中火烧炒锅,下油烧至二成热,边下鸡蛋液边用筷子搅动,使蛋不致凝结成团,至成丝状、浮起后,倒入笊篱沥去油。用筷子拨散,晾凉后用洁净毛巾包着,拧开即成蛋丝。

(3)用中火烧热炒锅,下油500 g,四成热时,下干米粉丝炸至松脆而洁白,倒入笊篱去油,放在碟中。

(4)锅上火放油,加蒜、姜、菇丝、笋丝、蛇丝爆炒,再放韭黄,烹绍酒,用芡汁勾芡,淋油15 g拌匀,取出放在炸粉丝上面。

功效:祛风活络健体。

郑春雷

小小耳朵治类风

郑春雷医师(河南柘城县人民医院，邮编：476200)用耳穴贴压治疗类风湿性关节炎(RA)，疗效满意。

耳穴贴压取指、腕、肩、肘、肩关节、趾、踝、膝、颈、骶腰椎、胸椎、颈椎、上耳背、中耳背、下耳背等穴位。耳廓常规消毒，找准穴位，取中药王不留行籽，用 0.5 cm×0.5 cm 胶布粘贴于耳穴上，并适当加压。根据病变部位每次取穴 4～5 个，两耳交替，隔日换贴 1 次，每日按压耳穴 3 次，每次持续 20 分钟，按压时活动病变关节。

郑春雷医师应用耳压治疗 58 例患者。其中男 24 例，女 34 例；发病年龄 18～55 岁；病程 0.5～32 年。X线分期为早期(软组织肿胀，骨质疏松)19 例，中期(破坏期)35 例，晚期(关节严重破坏或骨性强直)4 例。本组 58 例均依据美国风湿病协会(ARA)1987 年对 RA 的诊断标准而确诊。

采用治疗前后对比观察法。每例患者在治疗前检测观察项目，在治疗 3 个月后再检测各观察项目。

治疗结果：58 例经治 3 个月，临床治愈 9 例，显效 32 例，好转 13 例，无效 4 例，总有效率 93.1%。各项临床和实验室指标的改善与治疗前比较均有明显进步($P<0.01$)。

第三部分 名中医外治疗法用于风湿类风湿

朱冠珏

艾灸加皮内针治类风

朱冠珏医师（江苏省南京市蓝旗医院，邮编：210007），用皮内针加艾灸治疗风寒湿痹型类风湿性关节炎，疗效显著。

皮内针是以特制的小型针具固定于腧穴部的皮内或皮下,进行较长时间埋藏的一种针刺方法,可起到持续刺激、巩固疗效及防止复发的作用。合用灸法则可温通经络,调和气血,散寒除痹。用皮内针加艾灸是治疗风寒湿痹型类风湿性关节炎的有效方法。

朱冠珏收治类风湿性关节炎 48 例患者,其中男 12 例,女 36 例;年龄 20～56 岁,平均 40.8 岁;病程 6 个月～22 年,平均 4.2 年。采用随机对照分组,治疗组 28 例,对照组 20 例。运用皮内针配合艾灸治疗辨证为风寒湿痹型的类风湿性关节炎 28 例,并设对照组 20 例对比观察疗效及止痛效果。

诊断标准按美国风湿病协会 1987 年制订的诊断标准;中医辨证参照《中医内科学》。

治疗组选 2 组穴位,关元、左肾俞为一组,气海、右肾俞为另一组,2 组穴位隔日交替使用。以揿针型皮内针刺入所选穴位,然后以小方块胶布粘贴固定,每日 1 次。同时以艾条对患处行回旋灸,以患处皮肤微红为度,每日 2 次。对照组予芬必得口服,每次 0.3 g,每日 2 次。疗程均为 10 天。

结果:治疗组有效率 92.9%,对照组有效率 75.0%,经卡方检验,两组差异显著($P < 0.05$)。结论:皮内针加艾灸是治疗风寒湿痹型类风湿性关节炎的有效方法。通过观察,证实本疗法有效率明显高于对照组,且无毒副作用,简便易行,值得临床推广应用。

疗效标准参照国家中医药管理局 1994 年发布的《中医病证诊断疗效标准》。治愈:症状消失,关节活动正常,实验室检查正常;显效:症状明显减轻,实验室检查接近正常;有效:症状有所好转,实验室检查有所改善;无效:症状及实验室检查无改善。

两组病例疗效比较显示,治疗组有效率 92.9%,对照组有效率 75.0%,经卡方检验,两组差异显著($P<0.05$)。

风湿类风湿的药膳食疗方三

翠皮爆鳝丝

【主料】鳝鱼 1 000 g,芹菜 500 g,西瓜皮 200 g。

【配料】鸡蛋 2 个,泡辣椒 50 g。

【调料】葱 20 g,生姜 15 g,蒜 20 g,食盐 6 g,酱油 30 g,味精 3 g,白砂糖 3 g,食醋 2 g,麻油 3 g,绍酒 3 g,胡椒粉 3 g,油 250 g,淀粉 30 g,汤 50 g。

制法:(1)西瓜皮洗净后榨汁,用纱布过滤待用。鳝鱼洗净后剖开腹、剔去骨、去内脏。泡辣椒切成斜条。葱、姜、蒜择选,洗净后均切成丝。鸡蛋去黄留清待用。

(2)鳝鱼丝用淀粉、食盐、鸡蛋清、一半西瓜皮汁调匀浆好,用绍酒、酱油、味精、胡椒粉、淀粉,汤和另一半西瓜皮汁兑成汁。

(3)锅烧热后放进油,待油六成热时,把鳝鱼丝下锅滑好倒入漏勺,原锅重置火上,放入少许油,将芹菜、泡辣椒、葱、姜、蒜丝一起下锅翻炒,把鳝鱼丝倒入炒勺,将兑好的汁沿锅倒入,最后加醋、芝麻油翻炒均匀起锅装盘即成。

【功效】补虚,健骨,疗痹。适用于体弱消瘦乏力,腰腿酸软,风湿肢体疼痛,屈伸不利,烦渴,尿赤。

【辅治疾病】风湿性关节炎,高血压,营养不良。

魏福良等

治类风用长蛇灸

魏福良、张友贵等医师(安徽中医学院第二附属医院,邮编:230061)用长蛇灸疗法治疗类风湿性关节炎,效果满意。

长蛇灸为间接灸之一,也称"铺灸",因灸时状如蛇伏于脊中而得名,民间用于治疗虚劳。中医的虚劳几乎涉及现代医学各系统的疾病,包括自身免疫功能低下或免疫功能失调。

长蛇灸方法

患者俯卧,裸露背部,先在督脉经大椎穴至腰俞穴段常规消毒。取紫皮独头蒜适量,去皮捣泥,平铺于大椎穴至腰俞穴之间,呈长蛇状,宽约 2.5 cm,厚约 1.5 cm,周围以纸封固,不使漫流。然后以黄豆大艾炷分别放在大椎、腰俞、命门穴上以细香燃之,共灸 4～5 壮。隔日 1 次,10 次 1 个疗程,每疗程间隔 7 天。头尾取穴每次除大椎及腰俞穴不变外,中间尚可取陶道、身柱、神道、灵台、至阳、筋缩、中枢、悬枢、腰阳关等诸穴之一,轮流施灸。灸后如局部穴位皮肤起水泡者,以无菌三棱针挑破引流,并涂以绿药膏少许,覆以无菌纱布。

长蛇灸施术于督脉上,而督脉为"阳脉之海","总督诸阳",对全身阳经脉气有统帅、督促作用,长蛇灸因其铺灸面广,艾炷大,火气足,非一般灸法所能及,有补益督阳、强壮真元、温通经络、祛风散寒除湿之功,尤其适合于沉寒痼疾之"尪痹"。

临床及动物实验研究表明,艾灸能恢复和促进脾淋巴细胞活性,有免疫增强作用,能诱生和促进体内 IL-2 的分泌,具有正向免疫调节功能;另一方面,灸疗能抑制异常激活的巨噬细胞分泌 IL-1,减少这种内源性致热原的含量,抑制炎性因子,提示灸疗具有双向免疫调节功能。

再配以针刺：以局部患处取穴为主，上肢取曲池、阳溪、养老、八邪等穴；下肢取膝眼、阳陵泉、足三里、飞扬、解溪等穴。针刺手法均以捻转泻法为主。隔日1次，与长蛇灸交替施治。用长蛇灸配合针刺治疗类风湿性关节炎，可以通利经脉、消肿止痛，针、灸同施，标本兼治，故取得了一定的疗效。

临床上选择治疗组（长蛇灸配合针刺）60例，男12例，女48例；年龄20～70岁，其中30～50岁占60％；病程6个月～28年，1～5年者占43％。对照组（单纯针刺）37例，男7例，女30例，年龄23～68岁，其中30～50岁占55％；病程6个月～30年，1～5年者占40％。

两组病人均符合《风湿病学》中关于类风湿性关节炎诊断标准7个条件中的4个条件以上。两组年龄分布、病程长短等，统计学处理无显著性差异（$P > 0.05$），具有可比性。

对照组　以局部患处取穴为主，穴位针刺手法同治疗组。每日1次，10天为1个疗程，每疗程间隔7天，不施长蛇灸。

观察方法　3个疗程结束后，根据病人主诉（如疼痛程度、时间等）、医生检查体征（如关节功能恢复程度、肿胀消退程度、步行时间等）、实验室检查结果等，判断疗效。

疗效标准　临床治愈：关节肿痛和全身症状缓解，激素全部停用，血沉 < 30 mm/h，能参加劳动并停止治疗；显效：晨僵 < 15分钟，关节疼痛减轻，关节或腱鞘软组织无肿胀，全身症状均有明显改善，激素停用，血沉 < 30 mm/h，能参加部分轻工作，仍需继续治疗；有效：关节肿痛、全身症状有不同程度改善，血沉有不同程度下降，激素用量有所减少；无效：关节肿痛、全身症状及血沉无改善，甚或加重。

治疗结果　经统计学处理，治疗组疗效与对照组的总有效率有非常显著差异（$X^2 = 7.70, P < 0.01$）。治疗组60例，临床治愈10例，显效15例，有效28例，无效7例，总有效率88.25％。对照组37例，临床治愈3例，显效9例，有效12例，无效13例，总有效率64.8％。与对照组比较，$P < 0.01$。

治疗组治疗前后实验室检查结果比较　治疗组分别于初诊时及疗程结束后，常规作血沉、类风湿因子及血清C反应蛋白检查，检查结果为：血沉治疗前异常者48例，治疗后异常者22例，复常率54.2％；类风湿因子治疗前阳性44例，治疗后阳性37例，复常率15.9％；C反应蛋白治疗前阳性50例，治疗后阳性23例，复常率54.0％。说明治疗组能部分矫正类风湿性关节炎患者的免疫功能异常。从60例病人治疗前后血沉、类风湿因子、血清 C 反应蛋白的变化,可以看出长蛇灸能调整类风湿性关节炎患者体内的免疫功能紊乱,从而达到治疗目的。

【病案举例】

徐某,女性,30 岁。1998 年 3 月起双手指关节肿痛伴晨起握拳不利,于 1998 年 8 月 5 日初诊。体检:双手近端指关节呈梭形肿胀,双腕活动受限,在右肘鹰嘴突出处可触及直径 0.5 cm 圆形无痛小结节 1 枚,在左前臂尺侧也可触及直径 0.3 cm 圆形无痛小结节 1 枚。实验室检查:血沉 115 mm/h,类风湿因子阳性,血清 C 反应蛋白阳性。双手 X 线摄片提示:骨质疏松,双手指关节间隙变窄,软组织肿胀。诊断:类风湿性关节炎(活动期)。治疗:在大椎穴至腰俞穴之间铺以蒜泥,并以纸封住周围,然后用黄豆大艾炷灸大椎、命门、腰俞,每穴 5 壮。次日针双侧肾俞、阳陵泉、飞扬、曲池、小海、少海、阳溪、阳池、养老。手法以捻转泻法。长蛇灸与针刺隔日交替 1 次,10 日 1 个疗程。患者原服用小剂量激素,针灸治疗时逐渐递减。经 3 个疗程治疗后激素停服,关节疼痛逐步减轻,肿胀消退,晨僵基本消失,恢复工作,复查血沉 20mm/h,类风湿因子阴性,血清 C 反应蛋白阴性,随访未再复发。

风湿类风湿的药膳食疗方四

生地桃仁粥

【原料】生地黄 30 g,桃仁 21 枚,桂心 10 g,粳米 100 g,生姜 1 块(约 2 g),黄酒适量。

【制法】先将桃仁去皮尖,桂心研成细末备用。再把生地黄、桃仁、生姜加适量黄酒绞取汁液。另把洗净的粳米加水煮成粥,沸开后下桃仁等药液,再继续煮至熟调入桂心末,搅匀后空腹食用。

【功效】桃仁可治疗血瘀阻滞之症,桂心可以温补脾虚,生地黄干品适于滋阴养血,配以生姜来温脾止呕,黄酒散瘀活血,与粳米共同煮粥,可生散瘀补虚去痛等食疗之效。

劳宏飞

治类风用隔饼灸

劳宏飞医师(浙江省慈溪市妇幼保健院，邮编：315300)根据江浙一带传统在伏天用"灸"治疗慢性虚寒性疾病的启示，采用隔饼灸治疗类风湿性关节炎，疗效满意。

类风湿性关节炎是一种以关节滑膜炎症为主的慢性、多发性的全身性自身免疫性疾病。类风湿性关节炎从机制上分析主要是免疫功能失调所致。中医学认为类风湿性关节炎基本症状与"历节"、"鹤膝风"、"痛风"、"骨痹"等相似，而归属于"痹证"范畴。《素问·痹论》曰："风寒湿三气杂至，合而为痹也。"《景岳全书》记载："痹者闭也，以血气为邪所闭，不得通行而病也"，本病主要是气血不足，肝肾亏虚，加之风寒湿邪侵袭肌表入于经络关节，致气血津液运行不畅，凝痰成瘀交阻，相互为病，终致筋脉关节肿胀、疼痛、屈伸不利，其病本在肝、脾、肾，其标在筋肉关节。故治疗当以调理肝脾肾之功能以治其本，活血化瘀祛邪以治其标。

"灸法"是中医学的宝贵遗产，有温经通络、行气活血、调整机体功能的作用，应用既安全，又简便，为历代针灸医家所重视。《医学入门》云："药之不及，针之不利，必须灸之。"此法是类风湿性关节炎的一种较有效的治疗方法。

方法：将生香附、乳香、没药、生草乌、肉桂等中草药研末备用。将备用药末和以适量面粉用米醋调成糊状做成厚约 2～3 mm、直径约 1.5～2 cm 的薄片，放置准备。医者先准确点好穴位，在穴位上放少许麝香粉，再用肤疾宁片 1/8 片贴于穴位固定麝香粉，然后把备用药饼置于穴位上，将艾绒自制成宝塔状圆锥形艾炷置于药饼中心，从尖端点燃，燃尽更换新艾炷续灸，以局部皮肤潮红、有灼热感时为度，一般每个穴位灸 5～7 壮。

取穴分两组：一组取中脘、气海、足三里；另一组取大椎、膈俞、肝俞、脾俞、命门。

两组穴位交替治疗,隔3天用1组穴位,每次灸5~7壮,1个疗程为10次,每个疗程结束后停止10~15天后再继续下1个疗程。

选10例病人,均为典型类风湿性关节炎病人(按美国ARA新制订诊断标准),年龄为21~65岁;男性2例,女性8例;病程为2~7年。治疗前血沉均在50~100 mm/h,6例服用皮质激素半年以上,其他均服非甾体类抗炎药物。

治疗结果:治疗1个疗程以后症状均明显改善,血沉减慢,免疫指标均有所改善;治疗5个疗程以后关节症状消失,血沉降至正常范围,类风湿因子转为阴性,停服所有药物,继续治疗加以巩固。

【病案举例】

患者,女,36岁。1994年开始四肢关节酸痛,逐渐两手指关节呈对称性棱形肿痛畸突变形,经某医院诊断为类风湿性关节炎。1995年产后,病情急剧加重,行动困难,经中西医药治疗,行动仍受碍,颈部活动欠利,不能参加劳动。隔饼灸前检查:血沉112 mm/h,抗"O"试验>200 U,类风湿性因子阳性。中医辨证为寒湿痹痛型。隔饼灸治疗。

二诊:经隔饼灸3个疗程后,症状明显改善,颈部活动明显好转,能独立生活。5个疗程后复查:血沉15 mm/h,抗"O"正常范围,类风湿因子阴性。

随访无复发,亦未服用任何药物。

风湿类风湿的药膳食疗方五

煮乌鸡

【主料】乌母鸡1只。

【调料】葱、姜、椒、豉汁、酱各适量。

【制法】按常法将乌鸡收拾干净,加水煮烂熟,用手把鸡撕碎,以豉汁、葱、姜、椒、酱调味蘸食。

【功效】治风寒湿痹,五缓六急,骨中疼痛。

张伏炎

治疗类风用冷灸

　　张伏炎医师（浙江省海盐县中医院，邮编：314300）根据流传于浙北地区用白吊敷贴治疗疑难杂症的启示，用白吊外敷穴位之冷灸疗法，治疗类风湿性关节炎，疗效满意。

　　类风湿性关节炎是一种临床常见的多发性疑难病，属中医"顽痹"范畴。本证由于风寒湿邪留注经络关节，经脉痹阻不通所致。本虚标实为本病主要病机，故疏通经络、扶正祛邪为治疗大法。

　　冷灸药物：白吊（本品为水银、朴硝、铜绿、明矾、食盐、煅石膏煎炼而成。性辛寒，有毒，为攻毒杀虫、散结祛腐之品）。

　　取穴：取患处关节的邻近俞穴，膝关节取两膝眼、鹤顶、足三里；腕关节取阳池、阳陵、阳谷、合谷；背部取各椎间大椎至腰俞各穴。

　　方法：治疗时取白吊粉，用冷水调成厚浆糊状，点敷在所定穴位处，直径 0.3 cm，以红纸膏药封贴固定。敷贴 6 小时后患者开始感觉局部灼痛，后两日内疼痛逐渐加重，第 3 日起敷贴处红肿起泡，第 5 日后溃破，流脓血水。揭去膏药，用生理盐水将创面洗净，更换红纸膏药敷贴（或用消毒纱布覆盖）。初起每日换药 1 次，待脓净后隔日换 1 次，直到创口结痂，脱落后愈合。不需用任何药物，疗程 1 个月。

　　冷灸时间以夏季最宜，患者衣着单薄，便于冷灸时敷贴和灸后的敷料更换。

　　类风湿性关节炎经冷灸敷贴后，皮肤起泡、溃破，绵绵流出脓血水，可使风寒湿邪外泄，气血经络得以畅通，达到泄浊解毒、活血化瘀的目的。冷灸疗法的应用具有经济实惠、操作简便、疗效显著的特点。也适用于治疗风湿性关节炎、痛风性关节炎、颈椎病、腰椎增生、强直性脊柱炎、坐骨神经痛、肱骨外上髁炎、肩周炎等病症。

选 30 例患者,其中男性 13 例,女性 17 例;<20 岁者 3 例,21~40 岁者 8 例,>41 岁者 19 例,均根据 1984 年 4 月全国中西医结合治疗风湿类疾病学术会议所公布的诊断标准诊断。全部患者都有四肢远端关节不同程度的对称性梭形改变,晨起关节僵硬,局部肿胀,活动功能受限。血沉增快,类风湿因子阳性,符合典型 X 线类风湿性关节炎所见。

疗效标准 显效:关节肿痛大部消失,关节功能活动明显恢复或好转,血沉恢复正常或明显下降,类风湿因子转阴。好转:关节肿痛减轻,关节功能活动改善,血沉下降,类风湿因子弱阳性,疼痛症状仍有反复。无效:经治疗症状无改善,血沉和类风湿因子均未改变。本组经治疗显效 15 例,好转 10 例,无效 5 例。

【病案举例】

黄某,男性,41 岁。1985 年起四肢关节酸痛,逐步发展为对称肿痛呈梭状,经检查确诊为类风湿性关节炎。1990 年起病情加重,四肢诸关节肿痛更剧,以致无法握拳和行走,生活需人照料,多方治疗无效。1991 年 7 月 5 日来诊,在患者下肢的趾、踝、膝及上肢的指、腕、肘、肩处按邻近穴用白吊敷贴。

二诊:9 月 5 日,继续冷灸治疗。

三诊:1 个月后,血沉由 30 mm/h 降至 5 mm/h,类风湿因子由阳性转至弱阳性,关节肿痛已消退,活动好转,生活已能自理。

风湿类风湿的药膳食疗方六

羊肉烧胡萝卜

【主料】 羊肉 500 g,胡萝卜 250 g。

【调料】 橘皮 1 块,生姜 3 片,黄酒 2 匙,植物油适量,细盐、酱油各少许。

【制法】 先将胡萝卜洗净切片备用。羊肉要洗净切片,同生姜共入热油锅中翻炒 5 分钟,加入黄酒、酱油、细盐和少量冷水,焖烧 15 分钟,盛入沙锅内,再加胡萝卜、橘皮和冷水 3 大碗,旺火烧开后改小火慢炖 2 小时许,至肉酥烂离火。

【功效】 暖胃补虚,祛风除寒,补中益气,壮阳补血。

适用于风湿性关节炎患者。虚寒型肠胃溃疡者,用之亦佳。

【注意】 溃疡者应忌食。

唐治安等

火针埋线治类风

唐治安、周振发等医师（河南省长葛市毛纺厂医院，邮编：461500）应用穴位埋线配合火针治疗类风湿性关节炎，疗效满意。

类风湿性关节炎是一种顽固性慢性疾病，属中医学"历节"范畴。因其疼痛剧烈如虎咬，故又有"白虎历节"之称。亦有将其归于"行痹"或"痛痹"者。主要表现为首先侵犯指、趾小关节，产生肿胀、疼痛和变形，其次侵犯腕、肘、膝、肩、髋等大关节，多呈对称性疼痛、肿胀、屈伸不利、关节强直、畸形等，部分患者可致终身残废。

《金匮要略》中提出："历节痛，不可屈伸，此皆饮酒汗出当风所致。"后世医家对其病因又作了若干补充，如久卧湿地，或涉冷水，或居处寒冷潮湿，或长期受寒，导致正气虚弱，外邪入侵，阻滞经络关节，阴邪内留，血瘀气滞，则关节疼痛、强直，行动困难。

穴位埋线治疗类风湿性关节炎，取穴以病变关节邻近穴和阿是穴为主，结合夹脊穴，以整体取穴相配合，上肢加颈 5～胸 5 夹脊穴，下肢加腰 4～骶 1 夹脊、八髎穴等。埋线起到长效针感、疏通经络、调节气血作用。结合火针温通散寒、消肿止痛、壮阳补虚之特点，双法共进，在临床上取得了满意效果。

陆氏埋线法的器械材料:埋线针，剪刀，一次性无菌注射器，0 号、1 号羊肠线，2% 利多卡因，纱布，橡皮膏。

操作方法:选准穴位，用针按压做标记，常规碘酒、酒精消毒，用无菌注射器将 2% 利多卡因在穴位中注射成丘疹，用埋线针将准备好的羊肠线 4 cm 埋入穴位，敷盖纱布、橡皮膏固定，3 日去掉。6～10 日埋线 1 次。3 次为 1 个疗程，根据病情 20～30 日巩固 1 次。

火针的器材准备:用山西省新九针研究所师怀堂教授研制的火针，根据临床需要备好单头细、中、粗3种火针,根据不同部位选用一种。师怀堂教授研制的微型酒精灯1个。

取穴:夹脊穴,关节局部阿是穴。

烧针方法:师氏火针刺法系采用师氏微型酒精灯烧针,操作时医者左手持酒精灯,右手毛笔式姿势持针。先烧针根部,然后将针徐徐提起,烧灼针尖部至白亮,速进疾出。隔日1次,10次为1个疗程。刺毕1针,立即以酒精棉球用力按压针孔,防止出血,严禁搓操。

火针埋线治疗后3日内勿洗澡着湿,以防感染。治疗期间忌生冷、辛辣食品。

选30例门诊患者,女19例,男11例;年龄最小15岁,最大72岁;病程最短1年,最长20年。

诊断标准:①腕掌指或近端指关节肿;②对称性关节肿;③手部有典型的类风湿性关节炎放射学的改变;④类风湿因子阳性。

结果:30例患者,痊愈(临床症状消失,体质及劳动恢复正常,随访1年未复发)14例,占46.7%;显效(临床症状明显改善,体质及劳动基本恢复正常)15例,占50.0%;无效(临床症状无改善)1例,占3.3%。总有效率96.7%。

风湿类风湿的药膳食疗方七

姜糖苏叶饮

【原料】生姜3 g,紫苏叶3 g,红糖10～15 g。

【制法】先把生姜洗净切末,紫苏叶冲洗后滤过杂质,一同放入茶杯中,加入开水适量,加盖浸泡5～10分钟,再加入红糖搅均即成(若无紫苏叶亦可不加,以生姜末、红糖冲服即成,浸泡时间略短)。每日需热服二三次。

【功效】频饮此汤,以辛热之力散风祛寒温中。

傅云祥等
治类风用埋藏法

傅云祥、傅军豪、傅军健、傅军红、傅军青、叶红剑、张晓红等（浙江省丽水市中草药制剂穴位植入疗法研究所，邮编：323000），制取中草药验方的生物活性成分，选取相关治疗穴位，于穴位皮下植入制剂，治疗类风湿性关节炎，获浙江省丽水市科技进步二等奖。

类风湿性关节炎是以关节肿痛、畸形强直，最终导致不同程度的残废，甚至瘫痪为主要病变的慢性全身性疾病。中医属于"痹证"范畴，又有"历节风"、"鹤膝风"、"骨痹"等不同称谓。由于本病病因不十分明确，所以至今尚无理想的根治疗法。本病发病率和致残率较高，严重危害人们的身心健康，已成为世界性攻关项目之一。类风湿性关节炎虽然是全身性疾病，但根据全息论，穴位这个局部是全身的缩影，通过局部治疗，可以治愈全身性疾病。

传统的汤剂、片剂、针剂等间断给药法和大多以胃肠道为主要给药途径，容易形成血药浓度峰谷现象，药物半衰期短，生物活性成分盲目分布，生物利用度小，生物活性成分破坏大，故疗效欠佳。

中草药缓释制剂穴位植入疗法，系采用现代科学技术，自然分离、生物纯化、低温（32 ℃以下）制取中草药验方（紫苏、威灵仙、生大黄等）的生物活性成分，调整 pH 至 5.5～6.5，32 ℃以下制成药丸，每丸重 20 mg，细菌培养（一）后，装在无菌瓶里密封备用。

取全身调节的强壮穴与病变关节局部取穴相结合，全身调节以大椎、命门、肾俞、足三里、气海、关元、三阴交穴为主。命门补肾壮阳，益气固本。肾俞补肾益精，纳气制水。大椎为诸阳之会，通阳解表。足三里化生气血，强壮要穴。关元补虚固脱，强身

第三部分 名中医外治疗法用于风湿类风湿

益体。

植入方法：所取穴位皮肤按常规消毒,用1％利多卡因局麻,皮丘大小0.5 cm许,然后用11号手术刀片切开皮肤0.3 cm许,深度至皮下,并用血管钳轻提插刺激穴位,再用血管钳夹持制剂1丸,植入穴位皮下,缝合一针,盖无菌纱布即可。拆线一般为15天,拆线前忌食香菇等发物。以该穴位皮下为药物贮库,直接与细胞和细胞间液接触,在连续释药的同时,产生持续刺激,具有定向、定位、长效、缓释的独特治疗作用;融中医药疗法与针刺方法为一炉,集中西医为一体。

共治疗类风湿性关节炎1 770例,其中男性581例,女性1 189例,男女之比为1∶2;发病年龄最小10岁,最大71岁,21～50岁者710例,占40.1％;病程9年以内者最多,为1 321例,占74.6％;生活不能自理者360例,占20.3％。

诊断标准　①大关节肿痛,小关节也痛。②关节肿痛日轻夜重,早起关节痛而僵硬,活动不灵活,谓之"晨僵",可达30分钟,甚至6～7小时,晨僵时间越长,病越重。天气寒冷、天气变化、手足浸冷水后疼痛加重。③关节肿痛,绝大多数呈对称性发作,最后归宿于关节畸形,纤维性强直,骨性强直。④对糖皮质激素敏感。⑤类风湿因子阳性(滴度＞1∶32),该项阳性率30％～35％。①～④条最具有诊断价值。

疗效标准　痊愈:经治疗后,症状消失,功能恢复。显效:经治疗后,症状基本消失,强直功能有改善,在天气变化时偶发疼痛,但不用服止痛剂,也不影响工作。有效:经治疗后,畸形强直的关节疼痛消失,功能无完全改善或服止痛剂量减少1半以上者。无效:治疗后,排异很重,症状、体征无改善者。复发:经治愈后,3年内所治关节有发作者。

疗效分析　1 770例中,痊愈1 433例,占81.0％;显效204例,占11.5％;有效98例,占5.5％;无效35例,占2.0％。复发19例,占1.3％。

【病案举例】

患者,男性,55岁,1983年7月1日就诊。主诉1982年10月9日右髋疼痛,次日肩、肘、膝、足背肿痛,夜不能入睡,翻身困难,尤以左膝最痛。去某院住院治疗,确诊为"类风湿性关节炎"。先后曾经多家医院医治无效。长期服泼尼松,每日30 mg,消炎痛每日100 mg。面目浮肿,卧床不起,呻吟不停,大小便不能自理,家人和患者已失去治愈信心。经人介绍前来求治。于左委中、梁丘、外膝眼内上1寸、左丘墟前2寸植入制剂,停服止痛剂等一切药物。

二诊:7月5日,能拄拐走出院子。

三诊:7月12日,于左胫骨粗隆处两阿是穴植入制剂。

四诊:7月21日,独自行走400米无碍。

五诊:7月28日,行走5千米无碍,症状消失。

随访无复发。

风湿类风湿的药膳食疗方八

风栗壳煲糖冬瓜

【原料】风栗壳20~40 g,糖冬瓜30~60 g。

【制法】把风栗壳、糖冬瓜一同入沙锅中添水煎煮。取煎液代茶饮用,每天饮用1剂,4~6剂后即可生效。

【功效】风栗壳,味涩微苦性平,收敛、散结去痰火,消瘰疬;糖渍冬瓜,甘而微寒,清泻心火,利湿祛风,消痰化热。

加味桃仁粥

【原料】桃仁21枚,生地黄30 g,桂心3~5 g,生姜1块,粳米100 g,白酒适量。

【制法】先将桃仁除去皮尖,桂心研成末,粳米硬细待用。再用适量白酒将生地黄、生姜和桃仁绞取汁液。取粳米加适量水同煮成粥,煮沸后放入桃仁、生地黄、生姜汁,煮至粥熟后,调入桂心末,搅匀,空腹服食。

【功效】桂心可散瘀通脉;生地黄能逐血痹除积聚;桃仁善破瘀行血,生姜则能辅助发散,以酒助以上诸药运行,故可以散瘀逐痹、破积行血。

邵 健

内外兼治疗类风

邵健医师(吉林省人民医院,邮编:130000)用六味地黄汤与按摩治疗类风湿性关节炎,疗效满意。

【病案举例】

韩某,女性,53岁。因患类风湿性关节炎20年,于2000年9月19日入院。入院时双腕、双膝、双踝关节疼痛、变形,活动严重受限,双肘、双肩关节疼痛,活动中度受限,以右侧明显,生活不能自理。初诊时见头晕、腰痛、腰膝酸软无力、小腹凉、偶有心悸、胸闷、肢体关节酸痛、麻木、屈伸不利,舌尖边红、少苔,脉象细数等症。中医诊断:顽痹,证属肝肾阴虚,痰瘀阻络,寒热错杂。采用中医点穴按摩方法疏通患者上、下肢气血,以重点按摩肩、膝为主,使瘀阻之风寒湿毒得以排出。约20分钟后患者自觉全身松畅,当时便下地行走,步履较按摩前轻快。出院。

二诊:以六味地黄汤(地黄,山萸,山药,茯苓,丹皮,泽泻)为主方,益气养血,补益肝肾,扶助正气,加黄芩、黄连、野菊花等,清热解毒消炎,以制其热。

三诊:患者自觉心悸消失,头晕减轻,腰痛及腰膝酸软无力稍好转,将上方各味中药加量继续服用。

四诊:头晕消失,腰痛、腰膝酸软明显好转,将山药、牡丹皮加量。由于患者体质逐渐增强,故再加以作用平和的徐长卿、桑寄生、鸡血藤、怀牛膝补肝肾,强筋骨,祛风除湿,补血养血,活血通络,以进一步增强体质,祛除体内的风寒湿邪。

五诊:肢体关节酸痛、麻木、屈伸不利较前好转。在滋补肾阴的同时配以附子、肉桂,温补肾阳,以达阴阳平衡,进一步增强患者体质。

六诊:上方服后,小腹凉感、腰痛、腰膝酸软消失。将汤剂改为丸剂巩固治疗。在服药同时,配以适当的运动,促进机体新陈代谢,加速康复。

现舌苔、脉象均恢复正常。治愈。

风湿类风湿的药膳食疗方九

烩三蛇

【原料】过树榕、金脚带、乌肉蛇每样各1条。鸡脯肉250 g,火腿15 g,水发鱼肚150 g,水冬菇100 g,冬笋100 g,陈皮6 g,嫩子姜50 g,桂圆肉15 g,清汤1 000 g,普通汤500 g。味精、料酒、盐、胡椒面、水淀粉、油、葱、姜、湿淀粉、鸡蛋清各适量。

【制法】(1)将蛇去皮切头,用清水洗净。

(2)沙锅内放1 000 g清水烧开,下入蛇、陈皮、桂圆肉、姜片,用小火煮20钟(视蛇的老嫩而定),把蛇捞出,从头到尾轻轻拆下蛇肉,将蛇骨放回原沙锅,继续煮1个小时,离火过罗待用。

(3)将拆好的蛇肉撕成丝。煮蛇时用的陈皮切成细丝。鸡肉、火腿、鱼肚、冬菇、冬笋、嫩姜都切成细丝(姜丝用水泡去辣味)。鱼肚丝用水余过,然后用普通汤下葱、姜、料酒煨透。鸡丝用盐、味精、胡椒面、鸡蛋清、湿淀粉拌匀浆好。

(4)锅上火注入油,待油有五成热时,下入鸡丝滑散滑透,倒入漏勺控油。锅接着上火,放入50 g油,下葱、姜煸出味后,烹入料酒炝锅,倒入清汤,再兑入煮蛇的原汤,下入蛇丝、鸡丝、陈皮丝、火腿、鱼肚(挤干原汁)、冬菇、冬笋、嫩姜丝,然后放入盐、味精、胡椒面,待汤开后尝好味,用水淀粉勾稀芡,盛入汤碗内即可。

【功效】去湿驱风。

【注意】三蛇皆毒蛇,宰杀时要注意。

张丽娟

治类风用中药离子导入

张丽娟医师(第三军医大学附属西南医院,邮编:400038)采用中药离子导入法治疗类风湿性关节炎,取得良好的疗效。

药物组成:透骨草20 g,伸筋草30 g,雷公藤15 g,桑枝15 g,当归10 g,鸡血藤30 g等。功效:祛风通络,散寒除湿,活血化瘀,消肿止痛,以达到病愈的目的。

操作方法:使用仪器为石家庄市华行医疗器械厂生产的 FD-ⅢA 型风湿治疗仪。首先根据病症选择好治疗的部位,将药液均匀地涂满在药垫上,将药垫紧贴于治疗部位的皮肤,其上放置电极板置于仪器的正、负极板上,将正极放在病变关节部位,负极放在有关穴位上,也可将正负极板对置放于病变关节部位,然后用固定带固定,也可酌情使用沙袋固定。通电治疗30分钟,每天治疗1次,10次为1个疗程。有电疗敏感、高热、严重心脏病、活动性结核、出血疾患、广泛皮损者禁用。FD-ⅢA 型风湿治疗仪属脉冲电疗仪,具有消炎镇痛、缓解肌肉和血管平滑肌痉挛的作用,两者配合,使药物离子通过仪器中低频相结合的脉冲电流直接导入病变部位,以改善局部血液循环,促进水肿和渗出物的吸收及代谢产物和致炎因子的排除,并且本方无内服药物的副作用及其他影响,是一种较好的治疗类风湿性关节炎的方法。

护理人员应严格掌握仪器的性能,熟悉工作规程,操作前应详细检查仪器是否正常。并耐心地向患者解释治疗的目的、作用及仪器的工作原理,帮助患者取舒适卧位,以消除患者的紧张情绪,并嘱患者在治疗过程中,不要随意调节电流量的大小以及热量的强弱,不要移动体位,以免损伤皮肤及出现意外。治疗中经常巡视,询问患者有无不适,仔细观察患者治疗部位的情况,如患者感觉电极下有局限性刺痛或烧灼感时,应立即停止治疗,并检查原因,经妥善处理后,方可继续进行。如病人用药后出现红疹,应马上将药取下,一般不用处理,红疹可自行消失,症状较重者,服用抗过敏药物即可。

治疗完毕,嘱患者注意病变关节部位的保暖,轻微活动,适当进行按摩。使用后的药垫清洗,煮沸消毒,晾干备用,以保证治疗效果。

临床选择治疗组 72 例,其中男性 24 例,女性 48 例,平均 38 岁,病程 3 个月至 22 年,平均 11.1 年。对照组 52 例,男性 16 例,女性 36 例,年龄 18～54 岁,病程 1～18 年。

诊断标准:按 1987 年美国风湿病协会所制订的类风湿性关节炎诊断标准。

治疗方法:两组均按常规抗风湿药物口服治疗。治疗组另加中药离子导入,10 天为 1 个疗程。

疗效判定标准:按照 1994 年国家中医药管理局发布的中华人民共和国中医药行业中的中医内科病症疗效标准执行。近期治愈:经治疗后受累关节肿痛消失,关节功能恢复或明显改善,血常规、类风湿因子、血沉、ASO、抗 DNA 抗体恢复正常。显效:受累关节肿痛消失或明显好转,上述实验室指标好转或正常。有效:自觉症状好转 50% 以上,关节疼痛及肿胀减轻,实验室上述指标好转。无效:治疗两个疗程症状无好转,实验室上述指标无明显改善。

治疗结果:治疗组 72 例,近期治愈 28 例,显效 24 例,有效 14 例,无效 6 例,有效率 91.7%,无效中有 2 例因局部皮肤过敏,不到 1 个疗程后便停止治疗。对照组 52 例,近期治愈 16 例,显效 20 例,有效 10 例,无效 6 例,总有效率 88.5%。实验室主要指标 RF、ESR,两组治疗前均明显高于正常,治疗后均有一定程度的降低,但治疗组降低较为明显,与对照组相比有显著性差异($P<0.05$),提示治疗组优于对照组。

张校科等

治疗类风用中药泥

张校科（山西省长治市医学科学研究所，邮编：046000）、张馨、张旭梅等用中药泥疗治疗类风湿性关节炎。该疗法简便易行，疗效满意可靠，无任何毒副作用，特别适用于边远山区和广大农村。

类风湿性关节炎(RA)服药时间长，并且所服用的药物都具有一定的毒副作用，所以易对胃、肝、肾等脏腑造成损伤，同时由于药物受胃肠道酶、消化液、pH等诸多因素的影响和药物肝脏首过效应致使药物的利用度降低，疗效低下，毒副作用增加。故张校科根据《内经》"善治者治皮毛，其次治肌肤，其次治筋脉……治病必先其病，所以生者也"等理论。采用中医外治的泥疗方法进行治疗，不仅疗效满意，而且避免了药物受胃肠道酶、消化液、pH值等因素的影响和药物肝脏首过效应，提高了药物的利用度，减少多种药物联用对胃、肝、肾的损害和毒副作用。

中药泥疗可使高热力持续时间长，使药力和热力有机地结合在一起，使双重作用融为一体，中药中的生物碱、氨基酸、苷类、植物抗生素、鞣质，药物、红黏土中的各种微量元素，以及具有浓烈气味的芳香酮、醛、酚、醇等挥发性油状物质，在温热的作用下，可直接通过局部肌肤、孔窍、经穴，经渗透、吸收、扩散、辐射等途径深入腠理、脏腑等部位，达到祛风散寒、除湿通络、清热利湿、抗炎消肿的作用。通过温热可调节高级神经中枢、降低神经末梢的兴奋性、松弛骨骼肌等而达到较迅速的镇痛等作用。在药力和热力的作用下，使皮肤毛囊、汗腺开放，毛细血管扩张，血流加快，组织温度升高，促进或加速血液和淋巴液的循环，使新陈代谢旺盛，从而加速组织的再生功能，增强白细胞吞噬活力，促使炎症及代谢产物的吸收，随温热的作用能使邪毒排出，并抑制或减少生物活性物质如 5-羟色胺、氧自由基、组胺的释放，清除炎性致病介质，使疼痛、肿胀、关节功能障碍等症状迅速消除或改善,使关节活动功能障碍恢复,从而达到治疗目的。

中药制备:生川乌、生草乌、细辛、羌活、独活、防风、桂枝、透骨草、豨莶草、红花、川芎、赤芍、鸡血藤、威灵仙等。如寒重者,加用干姜、尖椒等;如热重者,加用桑枝、忍冬藤、黄柏、黄芩等。将中药炮制加工后制成细粉备用。方中生川乌、生草乌、细辛、威灵仙能搜风胜湿、散寒止痛、温通经络;桂枝、羌活、独活、防风、透骨草、豨莶草能祛风除湿、温经散寒消肿;川芎、赤芍、红花、鸡血藤能活血化瘀、通络止痛。

红黏土制备:取向阳处红黏土约 2～5 kg,将红黏土磨成细粉后,进行暴晒 1 周(除潮湿,增加氧饱和量),然后与中药粉混合搅匀备用。

泥疗方法:将备用的红黏土中药粉取 500 g～1 kg(根据使用量的多少来取药粉土)加开水 300～1 000 ml,加食用醋 250～500 ml(食用醋为载体,能携带药物进入机体)和成稀糊状,涂抹在患病的整个关节上,涂抹药粉的厚度为 0.5 cm,外用塑料布或湿热毛巾将其包裹。每次治疗 30～40 分钟,每日 1 次,10 次为 1 个疗程,治疗 10 次后将药土更换新的。治疗后要进行功能锻炼,要进行拉、伸、旋来活动关节,以病人能忍受为度,每次功能训练约 30 分钟,注意保温,避免受风、寒、湿。

临床选 128 例患者,采用中药泥疗治疗本病,取得较满意的效果。其中男性 50 例,女性 78 例;年龄最大 78 岁,最小 21 岁,平均 49.5 岁;病程最长 40 年,最短 1 年。

128 例患者,最短治疗 2 个疗程,最长治疗 6 个疗程。其中临床显效 90 例(关节肿痛、晨僵消失,功能恢复正常,能参加正常工作),有效 35 例(关节肿痛、晨僵明显好转,功能明显好转,能参加较轻体力工作,生活基本能自理),无效 3 例。

李 和等

类风指间关节炎用火针

李和(山东省无棣县人民医院,邮编:251900)、王宝泉、段建海等医师,用火针治疗类风湿性指间关节炎。

类风湿性指间关节炎,指类风湿性关节炎早期近端指间关节疼痛、梭形肿胀、僵硬、屈伸障碍者。指间关节软组织(主要指滑膜)炎性改变是类风湿性关节炎的最早期病理表现,指间关节的疼痛、肿胀、晨僵是类风湿性关节炎的初始症状,此时尚未出现其他关节的病理改变及关节外表现,患指关节损害亦未累及骨组织,是治疗获得理想效果的最佳时机。

由于非甾体抗炎药、慢作用抗风湿药和糖皮质激素等临床常用西药抗类风湿制剂的明显不良反应,常使内服药物治疗类风湿性关节炎陷入僵局。

本法另辟蹊径,从刺激患处皮肤入手,仅对表皮造成轻微的、局部的、可完全修复的创伤,避免了药物进入体内环境可能引起的有害影响。

火针,《黄帝内经》称"火针"、"燔针"。火针的治疗作用可分为以下几方面:①扶正助阳,温通经络;②祛风除湿,活血化瘀;③软坚散结,消肿止痛;④祛邪引热,泻热解毒。以火针直接刺激患处皮肤,仅对表皮造成轻微的、局部的、可完全修复的创伤,避免了药物进入体内环境可能引起的有害影响。能迅速消除或改善局部组织水肿、充血、渗出、粘连、钙化、挛缩、缺血等病理变化,从而加快循环,促进代谢,使受损组织和神经恢复。火针携高温直达病所,针体周围微小范围内病变瘢痕组织被灼至炭化,粘连板滞的组织得到疏通松解,局部血液循环状态随之改善。通过多次散刺及每次治疗后一段时间的休整,机体对灼伤组织充分吸收、新陈代谢,肿胀疼痛逐渐减轻直至消失。

李和等运用火针治疗类风湿性指间关节炎 80 例,并与内服西药抗炎剂治疗 78 例相对照,取得满意疗效。158 例均为门诊患者。火针组 80 例,其中男 32 例,女 48 例;年龄 15～58 岁,平均 40.8 岁;病程 15 天至 17 个月,平均约 6.5 个月。内服西药抗炎剂组(抗炎组)78 例,其中男 28 例,女 50 例;年龄 17～61 岁,平均 42.0 岁;病程 9 天至 15 个月,平均约 6.0 个月,两组年龄、病程等资料经统计学处理具有可比性。

诊断标准参照 1988 年全国中西医结合风湿类疾病学术会议诊断标准拟定(各项同时具备始可作出诊断):①6 个以上指间关节对称性疼痛、肿胀、晨僵 1 小时以上;②受累关节压痛、屈伸功能障碍;③类风湿因子(RF,乳胶凝集法)阳性(＞1∶20),血沉(ESR)＞20 mm/h;④X 线正常或可见指间关节附近软组织梭形肿胀、层次不清;⑤无关节外表现。

火针组,运用火针点刺。令患者坐位,掌心向下,局部常规消毒后,选择中粗火针,将针烧红至白亮,迅速刺入疼痛肿胀的指间关节,只点刺不留针,根据肿胀情况,增减点针的数量。术毕用消毒干棉球按压针刺部位。部分患者经火针点刺后局部可有淡黄色黏液流出,为促使肿胀消退,可挤压局部。然后嘱患者保护表皮,以防感染。3 日 1 次,10 次为 1 个疗程,疗程间间隔 3 日。观察期内不配合其他抗类风湿药物治疗。

抗炎组,选用布洛芬 0.2 g,氟美松 0.75 mg,雷公藤多苷片 20 mg,每日 3 次,于每顿饭后温开水送服。30 日为 1 个疗程,疗程间间隔 3 日。观察期不服用任何药物。

疗效标准　完全缓解:关节疼痛消失,外观如常,无压痛,屈伸无障碍,无晨僵;复查 RF 及 ESR 均正常,随访 6 个月未复发。显效:关节疼痛明显减轻,略肿胀,轻压痛,屈伸稍受限,晨僵不明显,ESR 降低。好转:关节疼痛减轻,仍肿胀,有压痛,屈伸受限,晨僵尚存。无效:治疗前后无变化。

第 1 疗程末两组疗效比较:火针组 80 例,完全缓解 52 例(65%),显效 15 例(18.8%),好转 11 例(13.7%),无效 2 例(2.5%)。抗炎组 78 例,完全缓解 10 例(12.8%),显效 17 例(21.8%),好转 44 例(56.4%),无效 7 例(9.0%)。第 1 疗程末火针组完全缓解率即达到 65%,而抗炎组完全缓解率仅为 12.8%,差异有非常显著性意义($X^2=45.10,P<0.005$)。

第 2 疗程末两组疗效比较:火针组 80 例,完全缓解 62 例(77.5%),显效 10 例(12.5%),好转 7 例(8.8%),无效 1 例(1.2%)。抗炎组 78 例,完全缓解 18 例(23.1%),显效 24 例(30.8%),好转 31 例(39.7%),无效 5 例(6.4%)。第 2 疗程末火

针组完全缓解率达到 77.5%,抗炎组完全缓解率虽有所上升,但仍比火针组低,两组差异有非常显著性意义($X^2=46.80,P<0.005$)。

从火针和西药抗炎剂对比治疗类风湿性指间关节炎发现,火针治疗具有疗效显著、使用安全、操作方便、无不良反应等优点,为临床治疗类风湿性指间关节炎提供了一种新的思维方法和手段。

风湿类风湿的药膳食疗方十

(1)川芎 10 g,鲜鲤鱼 2 条,米酒、食盐、白糖、胡椒粉、香油、葱、姜、淀粉各适量。川芎放水适量,浸没为度,浸泡 4～6 小时,纳鱼腹中,加入调味料,入锅煲汤。本方活血止痛,可用于筋骨疼痛者。

(2)川牛膝 9 g,芹菜 15 g,瘦肉 100 g。瘦肉洗净切块,川牛膝放入纱布袋内,和瘦肉一起放入沙锅,加水文火炖煮,至肉烂熟,去药袋,加芹菜、调料即成,喝汤吃肉。本方逐瘀通经,通利关节,利尿通淋。

(3)蝮蛇 1 条,白酒 500 ml(高度为佳)。腹蛇入白酒内,密封,浸泡 1 周后,饮用,饮量因人而异。可通经活络,用于风湿、关节疼痛。

高广英

腕指关节类风湿外治法

高广英医师（山东牧医职业学院保健中心，邮编：261061）用外治与推拿配合治疗腕指关节类风湿，结果满意。

高广英用鲜薄荷茎叶150 g，鲜虎杖茎叶150 g，鲜艾叶30 g，均切成小段，水煎后去药渣倒入盆内，温度高时先熏患处，温度适宜时外敷（用干净棉布浸入药液敷患处），温度适宜时将患处浸入药盆内泡洗患处，如药液凉时再加温，每次1小时。

配合推拿共同起到祛风散寒除湿、通络止痛作用。取穴：内关、外关、阳溪、后溪、腕骨、八邪、合谷、劳宫等穴，用掐、揉、搓、拔等法进行推拿，每天1次。

选择门诊病例60例，随机分为治疗组和对照组。治疗组采用上述治疗方案，共30例，男12例，女18例，年龄最小16岁，最大62岁。病程最短6个月，最长12年。其中关节变形20例，红肿热痛10例，皮下小结3例。化验检查：类风湿因子阳性22例，血沉升高26例。对照组口服布洛芬、维生素 B_1、雷公藤、泼尼松等均按常规用量。以上两组均1个月1疗程，2个疗程观察疗效。

治疗标准　痊愈：症状全部消失，功能活动恢复正常，主要化验指标（抗"O"、ESR、RF）正常。显效：症状全部消失，或主要症状消失，功能活动基本恢复，主要化验指标基本正常。好转：主要症状基本消失，功能活动有明显进步，主要检查无明显变化。无效：治疗前后相比，各方面无变化。

结果　治疗组痊愈8例，显效16例，好转4例，无效2例，总有效率为90.3%。对照组痊愈8例，显效14例，好转5例，无效3例，总有效率为90%；两组疗效相当。但治疗组避免了西药的副作用。

王振亮
治风关火酒疗法

王振亮医师(河北以岭医药研究院附属医院,邮编:050091),应用火酒疗法治疗风湿性关节炎,取得了较满意的疗效。

火酒疗法为民间疗法,用于风湿性关节炎的治疗,效果显著。其机制以温通为法,酒助火势,火借酒威,使风寒去,凝结除,络脉通,气血畅,邪无所依,正气来复,肿痛自消。因其力量不足,故以温经散寒、活血祛风、通络止痛之品制成药酒使用,寓理疗、外治于一体,反复使用,可收意外之效。本法对风湿性关节炎属热痹者不宜使用。

所用自拟药酒的制备法:将川乌、草乌、秦艽、独活、桑寄生、细辛、桂枝、川芎、青风藤、豨莶草、露蜂房等药物泡入适量的95%的乙醇中,浸泡15天后过滤,取出溶液,然后加蒸馏水配成含乙醇50%的溶液即可。

治疗时取药酒适量放入耐火的器皿内,点燃药酒。施治者手戴明胶手套,蘸点燃的药酒按摩患者疼痛肿胀的关节。此时患者的病变部位因火酒之故,也有火苗燃烧,无须扑灭。每次治疗30分钟,每日2次,30日为1个疗程。

临床选38例患者,男性21例,女性17例;年龄18~67岁;病程2个月~20年。患者均使用火酒疗法治疗。

疗效评定标准 治愈:关节疼痛肿胀等症状消失,关节活动正常,化验室检查恢复正常;显效:症状消失,化验室检查明显改善;有效:关节症状明显好转,化验室检查有改善;无效:症状无改善,化验室检查无改变。38例中治愈21例,显效8例,有效7例,无效2例,总有效率94.74%。

【病案举例】

患者,男,21岁,1995年9月15日初诊。患者双手腕关节肿痛2个月,曾用解热镇痛药效果不显。检查抗"O"为 800 U,血沉 35 mm/h,诊断为风湿性关节炎,予布洛芬、泼尼松、祖师麻片等治疗,症状减轻。但半个月后渐见浮肿、胃部不适、反酸纳呆等症。现诊见舌质淡,舌苔白稍腻,脉象弦滑。予火酒疗法治疗 1 个月。

二诊:关节肿痛等诸症消失,血沉恢复正常,抗"O"600 U。

三诊:经 2 个疗程治疗后,抗"O"恢复正常,嘱其慎风寒,勿用凉水洗澡。

1 年后随访未复发。

风湿类风湿的药膳食疗方十一

赤芍、野生榛蘑适量,散养公鸡 1 只。赤芍煎水,待用。将鸡洗净,剁成小块。榛蘑用开水泡 40 分钟,洗净待用。油热后,放入鸡块翻炒至鸡肉变色,放入葱段、姜、花椒、大料一起爆炒出香味。加入赤芍水、榛蘑、酱油和适量盐。再炖至熟烂,汤汁收浓即可。鸡肉具有温中益气、补精填髓、益五脏、补虚损的功效。野生榛蘑是中国东北特有的山珍之一,味道鲜美,含蛋白质、脂肪、人体必需的多种氨基酸、糖类、维生素等,有祛风活络、强筋壮骨功效。经常食用可增强机体免疫力,有益智开心、益气不饥、延年轻身等作用。榛蘑炖小鸡是东北人招待贵客的传统佳肴,本方加强了此佳肴的凉血活血之效。

段祥余

治风关用飞针

段祥余医师 (邵阳市中医院，邮编：422000)采用飞针为主治疗风湿性关节炎128例，疗效满意，并与单用水针针刺治疗的72例进行对照观察。

风湿性关节炎多属实证，"实者泻之"。飞针针刺有泻的作用，能祛邪通络，故临床上选取局部穴位及循经远取穴位，进行飞针针刺，能够泻除邪气，疏通经络气血。同时配合少量醋酸泼尼松注射液进行穴位注射，既可发挥水针的针刺作用，又能发挥水针药物的消炎作用。

飞针针刺强调进针要快，1次就进到应刺的深度，出针时引气往外，慢慢地分层而退，使病邪随针引伸由深出浅、由里达表，从而起到祛除病邪的作用，这正好符合《灵枢·九针十二原》"徐而疾则实，疾而徐则虚"的原则。

临床选治疗组128例，男58例，女70例；年龄最小12岁，最大69岁；病程最短15天，最长12年；患病部位：肩关节30例，肘关节32例，腕关节15例，髋关节6例，膝关节37例，踝关节8例。对照组72例，男32例，女40例；年龄最小12岁，最大67岁；病程最短12天，最长11年；患病部位：肩关节18例，肘关节12例，腕关节9例，髋关节4例，膝关节23例，踝关节6例。诊断标准参照"修定Jones诊断标准"拟定。

对照组采取水针治疗。取穴：风湿性肩关节炎取肩髃、肩贞；风湿性肘关节炎取曲池、阿是穴；风湿性腕关节炎取外关、阳池穴；风湿性髋关节炎取环跳、阿是穴；风湿性膝关节炎取犊鼻、阿是穴；风湿性踝关节炎取昆仑、丘墟穴。操作方法：穴位处皮肤常规消毒，用6号注射针头刺入穴位得气后待回抽无回血时注入醋酸泼尼松注射液15 mg，每次共注射药物30 mg。3日1次，3次为1个疗程，每疗程间间隔3日。2个疗程后统计疗效。

治疗组在对照组治疗的基础上加用飞针为主治疗。取穴：风湿性肩关节炎取肩髃、肩贞、肩前、阿是穴、曲池、外关、合谷穴；风湿性肘关节炎取曲池、阿是穴、天井、外关穴；风湿性腕关节炎取阳池、外关、阳溪、合谷穴；风湿性髋关节炎取环跳、阿是穴、髀关、阴廉穴；风湿性膝关节炎取犊鼻、阿是穴、内膝眼、鹤顶、足三里穴；风湿性踝关节炎取丘墟、昆仑、照海、商丘穴。操作方法：穴位皮肤常规消毒后医者左手食指指甲掐切在穴位旁，右手拇、食两指紧捏 26 号粗毫针针根部，将针飞速刺入其穴应至的深度，如飞燕点水，一气呵成，此时患者感觉基本无痛苦。留针 30 分钟，每 5 分钟捻转行针 1 次，出针时采用缓慢退出的方法。每日 1 次，10 次为 1 个疗程，每疗程间隔 2 日。2 个疗程后统计疗效。

疗效标准　治愈：关节处红、肿、痛、热等症状消失，关节活动功能正常；显效：关节处红、肿、热等症状消失，但仍有疼痛，关节活动功能基本正常；无效：关节处红、肿、痛等症状均未消失，关节活动功能受限。

治疗结果　治疗组 128 例中，治愈 114 例，占 89%；显效 9 例，占 7.0%；无效 5 例，占 4.0%。对照组 72 例中，治愈 41 例，占 57.0%；显效 11 例，占 15.2%；无效 20 例，占 27.8%。

【病案举例】

唐某，男，58 岁。2000 年 6 月 16 日初诊。主诉：双膝关节红、肿、痛、热及运动功能受限 2 个月。自诉 2 个月前因外感寒湿后诱发双膝关节出现红、肿、痛、热等症状，运动功能障碍，曾在某医院应用氨苄青霉素注射剂、阿司匹林片剂及中药宣痹汤等治疗，未见明显好转，故来求诊。诊见：双膝关节疼痛，轻度红肿及有热感，运动功能受限，舌质淡红，舌苔薄黄，脉象弦。既往有慢性咽峡炎史 20 年。体查：T 36.9 ℃，R 20 次/分，P 78 次/分，BP 14/10 kPa。双膝关节轻度肿胀，皮肤稍红，皮温稍高，屈伸功能受限，双膝穴有压痛。实验室检查：血红蛋白 120 g/L，白细胞总数为 $9.1×10^9$/L，中性粒细胞 0.70，淋巴细胞 0.30；尿常规正常，蛋白定性为阴性；血沉 30 mm/h；抗"O"560 U；类风湿因子试验阴性；肝功能正常，乙肝表面抗原阴性；X 线摄片示双膝关节周围软组织轻度肿胀，关节面及骨质未见异常改变。诊断为风湿性关节炎。治宜祛邪通络。以飞针针刺为主治疗 1 个疗程后痊愈，随访 2 年未见复发。

王夕花等

冬病夏治 寒病热治

王夕花、窦理修、陈为友、张炳法等医师(山东省诸城市中医院,邮编:262200)采用"冬病夏治"的方法,用火针治疗风湿性关节炎,疗效显著。

风湿性关节炎,辨证属中医"痹证"范畴,多为风、寒、湿等阴邪侵袭人体,阻滞经络、留滞关节所致,治疗当"寒则热之"。三伏天为至阳,火针能温通经络、散寒止痛,二者配伍治疗,较疾病发作之时再治疗,更能达到防治并用、扶正祛邪、恢复机体健康的作用。本法只适宜风、寒、湿痹,不能用于风湿热痹发作时。

治疗方法:病人选取最佳姿势,暴露患处。肩部取穴肩髃、肩髎、肩贞、肩内陵;膝部取穴犊鼻、内膝眼、阳陵泉、鹤顶;如肿痛明显,取肿胀最高点或压痛最明显处。进针处用甲紫做标记,先用碘酒消毒1遍,再用75%乙醇脱碘3遍。根据患病部位及病人胖瘦程度,选取1.5~2寸消毒无菌火针,用专用酒精灯外焰由针身缓慢烧至针尖,烧至通红为度,快速刺入穴位,深度同体针针刺深度,不停留,迅即快速出针,用消毒干棉球压迫针孔片刻。去除棉球后用创可贴外敷,防止感染,穴位3日内勿浸水,防止潮湿、寒冷。根据病人耐受程度,每次2穴或4穴;每伏入伏第1天治疗1次,再隔3日针1次,即每个伏天治疗3次,共治疗9次。

王夕花等医师临床选择50例患者,其中男22例,女28例;年龄最小20岁,最大68岁;病程最短6个月,最长10余年。均有抗"O"大于500 U及关节肿痛病史,病情均呈不稳定性,中医辨证属风、寒、湿痹。

治疗效果 显效:2年内无关节疼痛、肿胀,关节运动无障碍,抗"O"小于500 U,计31例,占62%。有效:时有发作,关节疼痛、肿胀较前明显缓解,关节运动无受限,抗"O"小于500 U,计18例,占36%。无效:症状发作时与治疗前发作时无明显差异,关节仍疼痛、肿胀,抗"O"大于 500 U,计 1 例,占 2%。总有效率98%。

风湿类风湿的药膳食疗方十二

(1)将 500 g 白桑椹放入 1 000 ml 白酒中浸 1 周,滤渣,每日早、晚各服 15 ml。用于风湿性关节炎。

(2)鲜黑桑椹 60 g,水煎服。用于风湿性关节炎。

(3)黄芪 50 g,姜 5 g,乌梢蛇肉 200 g,油盐适量,煲汤,食肉饮汤。用于风湿关节痹痛,中风后遗症之半身不遂。

(4)当归 30 g,天麻 9 g,乌梢蛇 20 g,秦艽 12 g,将上药浸于 1 000 g 白酒中,10 日后饮酒,每次 10 ml,早、晚各 1 次。用于风湿麻痹。

潘文谦等

酒与针灸治风关

潘文谦、武志鹏、王洪梅等医师(福建泉州市中医院,邮编:362000)采用针、灸配合药酒,治疗风湿性关节炎,取得显著疗效,三者合用,标本兼治,达到祛邪扶正之目的。

灸法 取穴大椎,把细艾绒用拇指、食指、中指捏成一个如玉米大圆锥形的艾炷,在大椎穴上隔姜灸,灸至发泡,每次灸9壮,每日1次,15天为1个疗程。研究表明,艾灸大椎穴能调节或增强机体的免疫防御能力,促进抗体产生,提高血清IgG的含量;增强巨噬细胞吞噬功能;正向调节机体免疫功能低下或受抑状态,恢复组织功能,增加机体抵抗力。

针刺 主穴:曲池、阴陵泉、足三里、丰隆。配穴:肩髃、肩髎、手五里、合谷、尺泽、阳溪、大陵、外关、环跳、髀关、绝骨、膝眼、梁丘、膝阳关、解溪、丘墟、昆仑。根据发病部位不同取相应关节周围穴位。用28号毫针,如急性期,宜每日1次,留针10分钟,针取泻法,15天为1个疗程。如慢性反复发作者,可每日或隔日1次,针以平补平泻,留针30分钟,30天为1个疗程。研究表明,针刺曲池、阴陵泉、足三里、丰隆等穴,具有壮筋补虚、温阳利水、健脾化湿等功效。

药酒 取海马5对,北京红星牌55度二锅头1 000 ml。用洗净的海马放置于酒瓶中浸泡半个月后启用,每日三餐时服用30 ml。海马酒具有祛风除湿、活血化瘀之功效。

潘文谦等医师选风湿性关节炎患者256例,其中男80例,女176例;年龄最大70岁,最小18岁;病程最长20年,最短1个月。均经临床确诊。采用针、灸配合药酒治疗。

疗效标准 治愈:症状消失,关节活动正常,实验室检查正常。好转:症状明显好转,实验室检查有改善。未愈:症状及实验室检查无改善。

治疗结果 256 例中治愈 147 例,好转 96 例,未愈 13 例,总有效率为 94.92%。

【病案举例】

患者女,48 岁,1997 年 4 月 2 日初诊。主诉:四肢大关节红肿痛 1 个月。患者长期从事海上作业,1 个月前出现四肢大关节红肿痛、活动不利,经服中成药追风活络胶囊及西药布洛芬后症状减轻,10 天后感觉胃部不适,食欲下降,神疲乏力,舌质红,舌苔薄黄,脉象弦等。查:血沉 60 mm/h,抗"O"正常,白细胞 $11×10^9$/L,血红蛋白 90 g/L。诊断:风湿性关节炎。予艾灸配合针刺,每日三餐后服用海马酒 30 ml。

二诊:30 天后上述症状消失,活动自如,血沉、血常规恢复正常。

半年后随访,未见复发。

风湿类风湿的药膳食疗方十三

(1)芝麻叶 50 g,水煎服。常服可预防慢性风湿性关节炎复发。

(2)薏米根 30～60 g,水煎服,每日 2 次分服或代茶频饮。用于风湿性关节炎。

(3)黄豆 50 g,水煮至烂,连汤服下。用于肌肉痉挛,风寒骨痛。

(4)扁豆根 30 g,水煎服。用于风湿关节痛,麻木不仁。

第三部分 名中医外治疗法用于风湿类风湿

隋书英等

外敷苍耳子治风关

隋书英、刘宝环、赵秋兰等医师（山东省无棣县人民医院，邮编：251900）在风湿性关节炎治疗中，配合中药苍耳子外敷治疗，收到满意效果。

苍耳子为菊科苍耳属植物，性味苦、辛、甘、温，具有发汗、通窍、散风、祛湿、消炎、镇痛之功效。苍耳子对溶血性金黄色葡萄球菌有抑制作用，并能减轻局部组织渗出和水肿，抑制炎性介质的释放，从而达到消炎镇痛的目的，且取材方便，安全有效，病人易于接受。

方法：将苍耳子洗净、晾干、捣烂成泥后，敷于患处，用纱布覆盖，绷带固定，每日更换 1 次，夏天覆盖时间不超过 3 小时，以 1 周为 1 个疗程。

临床选择确诊为风湿性关节炎患者 40 例，以膝关节病变为主。其中男 12 例，女 28 例，年龄最小 18 岁，最大 55 岁。采取半随机分组，治疗组 20 例，对照组 20 例，两组病例在性别、年龄、病程方面无显著性差异（$P>0.05$）。

对照组采用传统的常规抗风湿治疗。实验组在传统治疗的基础上，用苍耳子外敷于患处。以 1 周为 1 个疗程。实验组与对照组均以治疗 2 个疗程作疗效观察。

疗效标准 临床痊愈：关节疼痛消失，运动功能恢复正常。有效：关节疼痛明显减轻，运动功能基本自如。无效：症状与体征均未好转。

实验组 20 例，痊愈 13 例（65％），有效 7 例（35％），无效 0 例（0％）。对照组 20 例，痊愈 5 例（25％），有效 9 例（45％），无效 6 例（30％）。

实验组有效率为 100％，痊愈率为 65％。对照组有效率为 70％，痊愈率为 25％。经 X^2 检验，两组有非常显著性差异（$P<0.01$）。

陈惠忠等

外用发泡治风湿

陈惠忠(新疆阜康市人民医院，邮编：831500)、谷霁萍等医师自制斑蝥膏外用发泡治疗风湿痛，疗效满意。

自制斑蝥膏制备：以斑蝥 12 g，雄黄 3 g，研极细面，然后用蜂蜜调膏装瓶备用。斑蝥功用为攻毒逐瘀，雄黄有燥湿、祛风之效，蜂蜜甘平而止痛，三味药共奏祛风散寒、燥湿止痛之功。

陈惠忠等医师在多年的治疗中，未见到此膏有毒副作用，发泡药物对皮肤黏膜有发赤发泡作用，其刺激性颇强烈，但其组织穿透力却较小，因此其作用较缓和，仅有中度疼痛，通常不涉及皮肤深层，所成的泡很快痊愈，不留瘢痕，应用简便，治愈率高。

治疗方法：患者以坐位或仰卧位，上肢部取曲池、外关、阳池、合谷、阿是穴；下肢部取梁丘、犊鼻、膝眼、阳陵泉、足三里、阿是穴；踝关节取太溪、解溪、太冲及阿是穴。用酒精棉球把局部消毒。用麝香壮骨膏或其他追风膏均可，剪取 1 cm² 大小方块，中间剪去一小洞，贴在穴位上，取火柴头大小斑蝥膏药物放入小洞，再剪取 1 小块伤湿膏把药及洞封固，24 小时取下。局部皮肤有一小水泡，不须特殊处理，自行吸收，待皮肤恢复。若不愈，可再行第 2 次治疗，直到痊愈为止。

临床选 37 例患者，男 16 例，女 21 例；年龄最小 15 岁，最大 60 岁；病程最短 1 周，最长 17 年。临床表现为突然发生的关节红肿热痛，活动受限，好发于四肢末端，也可累及其他关节，疼痛发作期严重者上肢不能抬举、梳头、持物；下肢抬腿、行走困难，夜间疼痛尤为明显，遇寒湿时痛剧，得温者痛减。在病理学上表现为患肩、肘、骶、髂四肢关节近端尤重，表现为淋巴细胞滑膜炎，血沉增快，类风湿因子可呈阳性。

疗效标准　治愈：经治疗后，临床症状全部消失，血沉化验检查正常。显效：临床症状基本控制,疼痛明显缓解。无效:经治疗症状不能控制或中断治疗。

治疗结果:本组 37 例,治愈 17 例,占 46%;显效 14 例,占 38%;有效 6 例,占 16%。总有效率 100%。

风湿类风湿的药膳食疗方十四

(1)大葱、生姜、辣椒各 9 g,煮粥趁热吃下,以出汗为度,连服 10 日,每日 2 次。用于风湿性关节炎。

(2)嫩柏枝、嫩松叶各 250 g,花椒 500 g 炒后研末,微炒后研末,一起酒泛为丸,饭后每服 3 g。用于风湿痹痛。

(3)桂皮 3 g,生姜 9 g,水煎服。用于风湿病疼痛。

柴俊飞

治风湿腰痛　手法中药两结合

柴俊飞医师（浙江省宁波市中医医院，邮编：315010）用手法与中药结合治疗风湿腰痛，疗效满意。

手法治疗采用一捏、二擦、三拍法，隔日 1 次。诸手法合用，起到温经通络、驱风除湿作用。

准备手法：患者俯卧位，术者在患者腰骶部及两侧骶棘肌采用手法反复操作，并按揉肾俞、腰阳关、大肠俞和局部阿是穴，约 5 分钟。

一捏法：医者立于患者侧方，用两手拇指桡侧面顶住脊柱两侧皮肤，食指和中指前按与拇指相对用力，轻轻捏起皮肤，捏 3 下提 1 下，双手交替捻动并逐渐由下向上移动，自龟尾穴起沿脊柱向上至大椎穴止。反复操作 5～7 遍。捏法循行的是督脉部位，督脉称为"阳脉之海"，具有调节全身阳经经气作用。此法是对浅表的肌肤组织刺激，有时会有较为明显的疼痛，初始可适当减少操作次数，同时做好解释工作，以取得患者配合。

二擦法：需用麻油或按摩霜之类的介质，先在腰脊部两侧膀胱经处采用小鱼际擦法，以透热为度，然后横擦腰骶部（命门、腰俞、腰阳关、八髎等穴），以温热感达到小腹或者下肢为佳。擦法临床常用于腰背风湿痹痛以及脾肾阳虚等证，尤其横擦腰骶部可起到温肾壮阳之功。此法在夏天操作时需注意，因天热汗多，摩擦力增加，不小心会造成破皮。

三拍法：以督脉、腰脊部两侧膀胱经，以及腰骶部为重点操作部位。每处拍击 30～50 下，腰骶部可适当增加拍击次数。拍法对风湿酸痛重着、肌肤感觉迟钝或肌肉紧张痉挛常有较好疗效。该法冲击力相对较大，故力度和节奏控制相当重要，手腕要松，在

第三部分　名中医外治疗法用于风湿类风湿

两侧膀胱经处操作时尤为注意，以免造成患者不良反应。

药物治疗：以独活寄生汤为主方，随证加减。

处方：独活 15 g，桑寄生 20 g，杜仲 20 g，怀牛膝 15 g，细辛 6 g，当归 15 g，党参 15 g，茯苓 12 g，白芍 12 g，防风 12 g，川芎 15 g，肉桂 15 g，熟地 15 g，甘草 6 g。水煎服，1 日 1 剂，分早、晚 2 次服。

临证加减：

如寒邪偏重者，加附片 10 g 等，以温肾祛寒。

如疼痛较甚者，酌加制川乌 10 g、白花蛇 10 g、地龙 10 g 等，以助搜风通络、活血止痛之效。

如湿邪偏重者，加苍术 12 g、防己 10 g 等。

如无正虚症状者，减熟地、党参。

同时，予以浙江省宁波市中医医院监制的速热祛痛灵，主要成分为铁粉、活性炭、盐类以及益气活血、舒筋止痛中药。使用时摇动包装好的药粉约 5 分钟，待发热后将有中药的黄色面敷向痛处，再用随药袋配制的布带固定。其发热持续时间为 12 小时以上，1 天 1 次。

手法和药物共治，充分发挥了内外治结合的优势，既解除了腰部症状，又起到扶正祛邪作用。同时配合腰背功能活动，并注意腰部保暖，改善腰肌功能，一并起到缓解肌痉挛和巩固疗效之功，最终达到治愈疾病的目的。

以上诸法治疗以 20 天为 1 个疗程。

选择 50 例门诊患者，其中男 29 例，女 21 例；年龄最大 70 岁，最小 42 岁；病程最短 3 个月，最长 5 年。所有患者均有腰痛，劳累或阴雨天时加重，天气好转病情改善，患部怕冷，不能久坐久立，时有酸胀沉重感，舌质淡，舌苔薄腻或白腻，脉象濡，等症状。

治疗结果　临床治愈：患者腰部酸痛消失，无沉重坠胀感，局部无压痛，天气变化时亦无影响，随访 6 个月以上无复发；显效：酸痛、沉重坠胀不适消失，局部无明显压痛，但劳累时或天气变化时仍有轻微酸痛；好转：疼痛、酸胀减轻，但劳累或天气变化时腰部症状加重；无效：自觉症状及体征均无改善。

50 例患者经 1～3 个疗程治疗，治愈 28 例，显效 11 例，好转 9 例，无效 2 例，有效率 96.0%。

马晓东等

治风湿性多肌痛　用温针灸

马晓东（黑龙江中医药大学附属二院，邮编：150001）、姜琪等医师采用局部与远端配穴，温针灸治疗风湿性多肌痛，效果良好，无副作用。

温针灸是针刺加艾灸相结合使用的一种治疗方法，适用于既需要留针而又必须施灸的疾病。

取穴：以膀胱经及督脉取穴为主，配以局部取穴。大椎、肾俞、风门、曲池（双）、天宗（双）、命门（双）、承扶（双）、委中（双）、承山（双）、环跳（双）、秩边（双）等。

操作方法：患者仰卧，常规消毒，用 2.0 寸毫针刺入上述穴位，得气后，用预先置备好的长度为 1 cm、直径为 0.5 cm 的艾炷捏于针柄上，点燃，直到燃尽为止，使热力透入患处，每穴 2～3 壮，留针 30 分钟。

方解：肾俞为补肾壮阳之要穴，大椎可振奋阳气而祛寒，两穴配伍可温经散寒，理气止痛；环跳系少阳、太阳二脉之会穴，与大椎同用可疏风祛湿，通络止痛，而风门功专散风。针刺以上穴位，复加灸法温之，则寒散而痛止，关节活动自如。

如治本病两例。其中一位患者 51 岁，另一位 50 岁，均为女性。两例患者症状相似，无明显诱因出现周身酸痛，乏力，颈肩胛背及下肢痛甚。实验室检查示：HgB：7.0 g/L 及 HgB：7.2 g/L，二人血沉均略快，触诊上述部位压痛明显，痛有定处，痛处不热。面色㿠白，舌苔白，脉象弦紧。中医辨证为痹证（痛痹）。

用上法治疗，一患者经过针灸后，得气明显，针感迅速循经感传，患部腰及下肢胀痛明显，针灸二次后颈、肩、背下肢症状缓解明显，在针灸 2 周后症状消失。另一患者针感较差，但 2 周后症状缓解，疼痛消失。

第三部分　名中医外治疗法用于风湿类风湿

王法祥等

下病上治　热补曲池治风湿性膝关节炎

王法祥（江西中医学院，邮编：330006）、李旭等医师以热补曲池穴为主，辅以局部针刺治疗风湿性膝关节病变，取得了较好的疗效。

手阳明大肠经合穴曲池，在五输穴中为合穴，不仅以清热解毒、解肌散风见胜，另具行气活血、疏筋利节的功效。《治病十一证录》中曰："肘膝疼时刺曲池，进针一寸是相宜，左病针右右针左，仅此三分泻气奇"，《肘后歌》中也曰："鹤膝肿劳难移步，尺泽能舒筋骨疼，更有一穴曲池妙，根寻源流可调停。"因阳明经多气多血，可调理全身气血，疏调不通之证。又曲池为手阳明经合穴，故而能起活血止痛、通经活络的作用。临床上单纯刺激曲池穴往往效果不佳，根据缪刺方法，取健侧曲池穴施热补手法，是以烧山火手法演化而来，以此来推动经气运行，气行则血行，而达行经气、去瘀滞之血的效用，再配合局部针刺以使患处气血通畅，气通血活，则膝痛可止，临床应用效果满意。

方法：首先令患者坐于治疗床边，曲池穴常规消毒，用 28 号 1.5 寸毫针直刺，先令病人咳嗽一声，呼气时进针，将针刺入曲池穴 0.5～1.5 寸，"得气"后再退至皮下 0.5 寸处行捻转补法，随后再刺入 0.5 寸得气后续行捻转补法，最后刺入 0.5 寸得气后再行捻转补法，随即将针慢慢上提 1 寸，反复此手法操作 3 次，使病人感觉经气向患侧传导，边施手法边让病人活动膝部，最后吸气时出针。如为双膝病变则取双侧曲池穴施行热补手法，随后再针病人患侧膝部阿是穴或血海、梁丘、双膝眼、阴陵泉、阳陵泉、足三里等穴。膝部穴位采用平补平泻手法，得气后留针 30 分钟。每日 1 次，7 次为 1 个疗程，休息 5 天再行第 2 疗程。

选门诊患者 82 例,男性 59 例,女性 23 例;年龄最小 9 岁,最大 63 岁;病程最长 5 年,最短 20 天;单侧膝部病 36 例,双侧膝部病 46 例,均有不同程度的关节畏寒冷或阴雨天加重的特点;治疗时间最短 5 日,最长 2 个月。

治疗结果:痊愈(关节疼痛消失,功能恢复正常,活动自如,随访半年无复发)63 例,占 77%;显效(症状基本消失,功能明显改善)8 例,占 10%;好转(疼痛缓解,临床症状减轻)7 例,占 9%;无效(治疗后症状无明显改变)4 例,占 5%。总有效率为 95%。

【病案举例】

黄某,男,48 岁,1996 年 6 月初诊。主诉:左膝部关节疼痛 4 月余,阴雨天及上下楼梯时疼痛尤甚,无明显外伤史。查体:左膝关节外观无肿胀、畸形,浮髌试验(一),研磨试验(一),膝关节过伸试验(＋)。X 线检查无骨损伤,抗"O"、血沉结果均超过正常值。诊断:风湿性膝关节炎。服药不详,检查双膝眼处与梁丘穴处疼甚,舌质瘀黯,脉象弦涩。按前述方法治疗 9 次。

治疗 9 次后痊愈。随访半年无复发。

关节炎和蔬菜

希腊科学家研究发现,绿色蔬菜吃的越多,患关节炎的可能性就越少。这是科学家对 330 人进行试验后得出的结论,爱吃蔬菜的老年人患关节炎的可能性仅是不爱吃蔬菜的 1/4。适时补充钙质,多吃鱼和排骨等,对预防关节炎也很有意义。

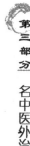

唐志民

风湿寒性关节痛 用中药烫疗

唐志民医师(广西壮族自治区人民医院,邮编:530021)用中药烫疗治疗风湿寒性关节痛,疗效满意。

药物组成:艾叶30 g,桂枝30 g,制附子30 g,肉桂30 g,川芎30 g,红花30 g,姜黄30 g,制川乌30 g,制草乌30 g,独活30 g,羌活30 g,秦艽30 g,威灵仙30 g,海风藤30 g,络石藤30 g,马钱子30 g,桑枝30 g,乳香30 g,没药30 g,延胡索30 g。将上药研粗粒,置于纱布袋缝合,浸水一夜,取出隔水蒸热后,放于患处热敷20～30分钟,以能耐受为度,每日2次,每剂使用3～4天。从临床效果看该疗法使药物借其温热直接作用于病灶,可以改善病变关节的血液循环,促进物质代谢,利于炎症介质的消除,降低炎症反应,从而达到消肿止痛、改善关节功能的作用。且制作方便,药物有效成分破坏少、吸收快,无痛苦,无毒副作用,价廉易行。

选155例患者,均按1988年4月昆明全国中西医结合风湿类疾病学术会议修订的诊断标准。随机分为中药烫疗组(治疗组)100例,男42例,女58例;年龄27～62岁,病程3个月～7年。对照组(用天和追风膏,每天换药1次)55例,男20例,女35例;年龄25～59岁;病程4个月～9年。两组病例均有关节或肌肉酸楚、麻木、疼痛,甚至剧痛,活动困难,遇冷或天气变化(阴天、下雨、刮风)病情加重,少数病例在关节周围轻度肿胀(无红热);ESR绝大多数正常,少数稍快,ASO、RF、血常规等皆属正常。两组均以15天为1个疗程,1个疗程后进行疗效观察。

疗效标准 近期治愈:经治疗后受累关节、肌肉等疼痛消失,关节功能恢复正常,血沉降至正常;显效:受累关节、肌肉疼痛大部消失或明显减轻,血沉恢复正常,关节疼痛未消失;有效:受累关节疼痛或肿痛有好转;无效:经连续治疗1个疗程以上受累关节症状无好转。

治疗结果 治疗组近期治愈 59 例,显效 27 例,有效 10 例,无效 4 例,治愈及显效率 86%,总有效率 96%。对照组近期治愈 28 例,显效 12 例,有效 9 例,无效 6 例,治愈及显效率 72%,有效率 89.09%。经统计学检验,两组近期治愈及显效率、总有效率比较,X^2 分别为 7.80 及 7.06,P 均<0.01,有显著性差异。用药不良反应:治疗组 1 例、对照组 3 例出现皮肤瘙痒,停药 2~3 天自行消失。

【病案举例】

梁某,女,39 岁,农民。于 1998 年 10 月 9 日来诊。诉右膝关节酸胀、疼痛及屈伸不利 9 个月,加重 1 周,天气阴冷或下雨可诱发,曾用阿司匹林、布洛芬等药治疗,关节疼痛仍经常发作。就诊时见右膝关节轻度肿胀,局部怕冷,舌质淡,舌苔白,脉象细弦。ESR 27 mm/h,ASO<500 U,RF(−),ANA(−),X 光片无骨质增生。证属劳作伤筋,风湿寒邪客于关节,予中药烫疗。

二诊:连续两周治疗后,肿痛消失,关节活动恢复正常。

随访 3 个月,未见复发。

风湿病患者宜吃生姜

生姜防止血液凝固的效果十分理想。这是因为生姜含有一种特殊物质与水杨酸很相似,并且不产生副作用。吃生姜的方法很简单,每天吃不少于 5 g 的生姜——把生姜洗净切成片,不去皮,放点醋当菜吃或着平时放在嘴里嚼着当零食吃。

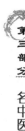

第三部分 名中医外治疗法用于风湿类风湿

雒成林等

灸膏肓　治风湿寒痛

雒成林（甘肃中医学院，邮编：730001）、张弘强、刘世琼、常进茹等医师采用传统膏肓灸法治疗风湿寒性关节痛，取得了较满意的疗效。

膏肓灸法是中医针灸学中传统的特种灸法，其独特之处在于首先强调取膏肓穴的体位姿势，务必使两肩胛骨充分分离。膏肓穴位于膀胱经。

方法：患者平坐床上，屈膝抵胸，前臂交叉，双手扶于膝上，低头，面额抵于手背，使两肩胛骨充分张开，在平第四胸椎棘突下，肩胛骨内侧缘骨缝处按压，觉胸肋间困痛，传至手臂，即是膏肓穴。此外，灸完膏肓穴后必须灸气海、足三里，以防气火壅盛于上。足背冷痛者加至阴穴。膏肓穴以大艾炷灸，每次13壮；再使患者平卧，取气海、足三里3穴，大艾炷各灸7壮。若需加灸至阴穴，则与灸膏肓穴同时进行，小艾炷两侧各7壮。每日治疗1次，15次为1个疗程。本法可激发经气，温通经络，补火祛寒，散风逐湿，扶正祛邪，用于治疗风湿寒性关节痛临床疗效颇佳。

雒成林等医师共选147例患者，其中男性61例，女性86例；年龄28～72岁，平均47.6岁；膝关节痛58例，背腰部痛21例，肘关节痛12例，膝关节合并其他关节、部位痛56例。

疗效标准　近期治愈：受累关节、肌肉疼痛消失，关节功能恢复正常，ESR降至正常。显效：受累关节、肌肉疼痛大部分消失或明显减轻，ESR恢复正常，关节疼痛未消失。有效：受累关节疼痛或肿痛有好转。无效：经连续治疗1～2个疗程以上，受累关节症状无好转。

本组经治疗全部获效，其中近期治愈128例，显效12例，有效7例。治疗时间3次至3个疗程。

【病案举例】

姚某,女性,43 岁,2000 年 1 月 19 日初诊。患者膝关节冷痛 3 年余,近日加重,伴后背畏寒,踝以下及足背冰凉。曾多方治疗效果不佳。检查局部无红肿,ESR、ASO、RF 均正常。诊断为风湿寒性关节痛,用膏肓灸法治疗。

二诊:膏肓灸法治疗 1 次后,背部畏寒症状明显减轻。继续用膏肓灸法治疗。

三诊:治疗 3 次后获愈。

随访 2 年未复发。

刷指疗法治疗风湿类风湿

1. 基本方法

(1)用牙刷(新旧均可)轻轻地刷擦双手手背与掌心的穴位或治疗点,刷指时应该保持全身放松的状态。

(2)左右手的穴位都要刷擦,每个穴位刷擦 2～5 分钟。每天至少刷 1 次,多刷几次也行。

(3)需要治疗几种疾病时,可以分别在有关穴位上刷擦,没有任何副作用。

(4)身体发热或疼痛(例如感冒、头痛等)时,需要"泻",应该由内向外刷擦(下文用↑表示)。

(5)身体虚弱(例如贫血、怕冷、眩晕等)时需要"补",应该由外向内刷擦(下文用↓表示)。

2. 常见病刷指方法

(1)风湿病(免疫力下降)—虎金寸、踝点(↑)。

(2)全身疲劳—中魁(↓)。

袁鹤庭

拔罐与梅花针 治风湿性肌炎

袁鹤庭医师(江苏省扬州市第一人民医院,邮编:225001)临床用梅花针加拔罐治疗风湿性肌炎,收到了良好的效果。

风湿性肌炎属中医"痹证"范畴。痹者,闭也,其因为"风寒湿三气杂至合而为痹也",这在《内经》中就指出了。由于风寒湿外邪侵袭,气血运行不畅,引起机体皮肤、肌肉、关节等发生酸痛、麻木、屈伸不利。风湿性肌炎则属于风寒湿之邪侵袭肌肤,留而不去,使气血痹阻不通,不通则痛。风湿性肌炎是临床常见病,多发于颈、肩胛、背部,痛有定处,病势缠绵难愈。

用梅花针叩刺痛处,使风寒湿之邪有出路,再加拔罐驱邪外出。用透明塑料罐可随时观察出血颜色、出血量,以防病体不受。现代医学研究表明,拔罐疗法利用负压使局部皮下毛细血管破裂,促进局部血液循环,增加机体免疫力,从而提高机体抗病能力,因而能收到良好的治疗效果。

袁鹤庭医师临床用梅花针加拔罐治疗风湿性肌炎,选择门诊病人,共 86 例;其中男性 32 例,女性 54 例;年龄最小者 16 岁,最大者 68 岁;病程 6 个月～10 年。随机分为梅花针加拔罐观察组 50 例,单纯针刺对照组 36 例。

观察组:梅花针浸泡于 75％乙醇中 30 分钟消毒。在患者病痛处用 2％碘酊由内向外消毒,继则用 75％乙醇脱碘。用梅花针在患处由内向外叩刺。叩刺范围略大于罐口范围,叩击患处出现出血点,用透明塑料抽气罐拔于患处,见罐内瘀血渗出,出血量不超过 10 ml 为宜,留罐 5～10 分钟。取罐后用消毒干棉球拭去出血,再用 75％乙醇棉球擦拭。3 天治疗 1 次,3 次 1 个疗程。

对照组:患处常规消毒,用 1.5 寸毫针针刺 3～5 针,捻转得气后接 G6805 治疗仪,用连续波留针 30 分钟。每日 1 次,10 次 1 个疗程。

以上两组经 2 个疗程后观察疗效。

疗效标准 痊愈:疼痛完全消失,阴雨天不再发作。显效:疼痛消失,阴雨天气仍有隐隐作痛。有效:疼痛减轻,阴雨天气疼痛发作。无效:临床症状无明显改善。

经 2 个疗程后,观察组 50 例,痊愈 33 例,显效 9 例,有效 8 例,无效 0 例,愈显率 84%。对照组 36 例,痊愈 14 例,显效 6 例,有效 12 例,无效 4 例,愈显率 55.5%。两组愈显率经统计学处理 $X^2 = 8.41$,$P < 0.01$,提示有非常显著性差异。

【病案举例】

王某,女,38 岁,2000 年 3 月 9 日就诊。自诉右肩背部疼痛年余,每遇寒凉潮湿、阴雨天气则疼痛加剧,痛处固定,时轻时重,经服药、理疗效果不显。查:背部第一胸椎右侧 2 cm 处有一压痛处,范围 2 cm×3 cm,局部无红肿,皮肤无异常,右上肢及颈项活动对疼痛影响不大。拍摄颈、胸椎片未见骨质异常。诊断为风湿性肌炎。用梅花针加拔罐治疗,诉疼痛减轻。

二诊:继续治疗 2 次,疼痛消除。

随访半年,经过梅雨季节疼痛未发作。

四肢百骸健身法——护腿法

其一,谨防双脚受寒,尤其脚心;其二,下蹲起立每天总量应不少于 36 次,要突出一个慢字;其三,每日步行距离不少于 2.5 千米。

第三部分 名中医外治疗法用于风湿类风湿

张家轼等

内外结合　针药并用

张家轼、林洁、张浩等医师（广东阳江市水运卫生院，邮编：529500）采用针药结合治疗风湿痹，疗效显著。

张家轼等治疗风湿痹时，先行电针治疗，再用梅花针叩刺及内服风痹汤。电针及梅花针每天1次，中药每天1剂，水煎服。治疗10天为1个疗程，休息2天，再行下一个疗程治疗。治疗期间，嘱患者用药渣热敷患处，效果更佳。三者合用，可加强调气血、通经络、祛风湿、强筋止痛作用。

电针　取穴：患侧肩三针、曲池、外关、阳池、合谷、环跳、阳陵泉、委中、足三里、解溪等。每次选4～6穴，用G6805 I 型针灸治疗仪，连续波、电流量及频率以患者能耐受为度，通电20分钟后出针。针灸可起到疏通经络气血、改善局部血液循环、加强自身功能调整等作用，达到"通则不痛"的目的。

梅花针　在上肢患侧肩三针、曲池、合谷等穴，下肢患侧环跳、委中、解溪等穴，以梅花针轻叩，叩至皮肤表面潮红或轻微出血为度。手法要轻快，不要拖刺、压刺。梅花针叩刺，可激发皮部的络脉功能活动，通过经络的联系和转注作用，由表及里，使气血畅通调和，改善血液循环。

中药内服自拟风痹汤　白花蛇1条，黄芪15 g，杜仲15 g，地龙12 g，秦艽12 g，威灵仙10 g，当归10 g，牛膝10 g，防风10 g，续断10 g。方中黄芪、当归有补气活血功能；秦艽、牛膝有活血通经作用；白花蛇、地龙、威灵仙、防风有祛风湿、解痉止痛之功；杜仲、续断有补肝肾、强筋骨之效。可随证加减：如行痹，加羌活10 g，独活10 g等；如痛痹，加制川乌6 g等；如着痹，加薏苡仁12 g等；如热痹，加黄柏10 g等，去黄芪、当归。

选40例门诊患者，符合《中医病证诊断疗效标准》中有关风湿痹的诊断标准，男7

例,女 33 例;年龄 20～65 岁,其中 20～39 岁 3 例,40～60 岁 36 例,61～65 岁 1 例。病程最短 2 个月,最长 1 年。行痹 9 例,痛痹 13 例,着痹 10 例,热痹 8 例。

疗效标准 治愈:症状消失,关节活动正常,实验室检查正常;好转:症状明显好转,实验室检查有改善;未愈:症状及实验室检查无进步。

治疗结果 治愈 36 例,好转 3 例,无效 1 例,总有效率达 97.5%。

抗衰健骨祛风湿说松子(一)

松子,一般是指名贵树种红松以及油松、马尾松的种子。松子具有良好的降低胆固醇和甘油三酯作用。另外在抑制血管收缩方面,松子也是首屈一指的。松子含油 70% 以上,大多为亚油酸、亚麻酸、花生四烯酸等不饱和脂肪酸。这些脂肪酸不能在人体内合成,必须从食物中摄取,它们能使细胞生物膜机构更新,胆固醇变成胆汁盐酸,防止在血管壁上沉积形成动脉硬化。同时还具有增强脑细胞代谢、促进和维护脑细胞功能和神经功能的作用。老年人常食松子,能防止心血管疾病;青少年常食松子,有利于生长发育、益智健脑。

传统医学认为,松子性微温,味甘、无毒,入肝、肺、大肠经,具有滋阴润燥、润肺止咳、滑肠通便、防治心脑血管病、延缓衰老、补脑强壮、促进生长发育、润肤养颜的功效。

王红专

治关节炎用专药罐

王红专（乌鲁木齐市工业设备安装公司，邮编：830013）采用中医传统药罐疗法，按经络、穴位上罐，治疗风湿类风湿性关节炎，疗效不错。

中医传统药罐疗法，内症外治。此法在马王堆出土汉墓帛书《五十二病方》中有记载。《外台秘要》中也提到此法。清代赵学敏在《本草纲目拾遗》中说："火罐气，罐得火气合于内，即牢不可脱……内上起红晕，罐中有水出，风寒尽出。"药罐可以由内透表，舒筋通络，松解组织。它利用药物煎液，乘热在皮肤或患处进行拨罐，熏、蒸、拔、洗，借助药力和热力，通过皮肤作用于机体，达到治愈目的。

经络是人体重要组成部分。药由罐送入体内，能使炎症病变组织毛细血管渗透性增强，同时使得病变组织与正常组织分离。药罐是按经络、穴位上罐。第1次拨罐可起到收敛病变组织的作用，目的是把深层病变组织收积到浅层皮下；第2次拨罐是在第1次的位置上进行，即可拔出瘀血块、白沫、晶状物等；第3次在原位拨罐，是对第2次没拔完的病变组织进一步净取，药反复留于体内则能促使微循环及关节软骨上覆盖的血翳发生松动，重新获得关节滑液囊营养，使肢体获得新生。拔罐处不会出现感染及炎症，使拔罐处伤口尽快愈合，3天后可正常洗浴。之所以能达到上述目的，其原因是药在体物内的作用。

临床使用中注意事项：在治疗中，禁食酸、辣等刺激性食物，节制房事。阴雨、寒冷天注意保暖，禁洗冷水，以防反复发作。高血压、心脏病患者，OA、RA晚期患者不在治疗范围。

处方组成：细辛、乌头等。细辛能增强毛细血管渗透性，对炎症介质释放、白细胞游走、结缔组织增生等均有抑制作用。

中药煎煮中产生大量中药离子,药离子是经过药罐产生的负压进入人体,以离子特性渗透皮肤,进入体内,作用于病变组织,发挥药物及物理作用,而产生药物治疗作用。中药离子的导入能使深部透热,具有消炎、镇痛、改善血液循环、增强新陈代谢、促进关节病理代谢物消散的作用,使痹阻经络、结缔组织的水肿消退。药罐拔出瘀血块、浊色沫、白色沫、黄色水、浊色水、胶状黏液、浊白色臭味脓液、棕白粉色纤维状物、晶状附碎小白片等物,和风湿患者解剖出的黏液样变性、纤维样变性、淀粉样变性、玻璃样变性、各种阻塞坏死的炎性细胞浸润、组织肉芽肿等相同。此法可将风、湿、寒、瘀、邪毒、炎症产物及代谢产物的堆积直接拔出体外,达到治愈目的。

抗衰健骨祛风湿说松子(二)

松子进补既可单用,也可做成糕点糖果、饮料冲剂、粥酱菜肴之类的食品。民间常用食疗方很多。

(1)肾虚骨痛盗汗:松子仁、金樱子、枸杞子各 125 g,麦冬 250 g,加蜂蜜 250 ml,水煎,熬成膏,温开水冲服,每次 25 g,每日 2 次。

(2)肾虚骨痛头晕:松子仁、黑芝麻、枸杞子、杭菊花各 15 g,水煎服,每日 1 剂。

(3)风湿性关节炎:松子仁 15 g,当归、羌活各 6 g,加黄酒,水煎服,每日 2 次。

松子虽好,食用也不无禁忌。例如,脾胃虚弱,便溏腹泻者不宜食用;胆功能严重不良者要慎食。久放的松子,产生"油哈喇"味的不可食用。松子也不可过量食用,否则,极易蓄发热毒。

徐怀文

多法综合治类风

徐怀文主任医师（解放军第 117 医院，邮编：310013）业医 35 载,学验颇丰,在运用综合疗法治疗类风湿性关节炎方面取得较好疗效。

徐怀文主任医师临证十分重视辨证论治,在治疗类风湿性关节炎时,按不同临床表现将类风湿性关节炎分为风寒湿痹、风湿热痹、肝肾虚痹 3 型。

1. 风寒湿痹

症状:一个或多个关节肿痛,遇寒加重,舌质淡,舌苔白腻,脉象弦或濡。

治则:以祛风散寒、除湿通痹为主。

方剂:拟蠲痹汤(当归,赤芍,黄芪,姜黄,羌活,防风,甘草,生姜,大枣)加减。

处方:麻黄 6 g,桂枝 6 g,生草 6 g,羌活 15 g,独活 15 g,乌梢蛇 15 g,威灵仙 15 g,木瓜 15 g,钻地风 15 g,黄芪 15 g,薏苡仁 15 g。

2. 风湿热痹

症状:一个或多个关节红肿热痛,甚或全身发热,口渴心烦,舌苔黄燥,脉象细数。

治则:以祛风清热、除湿通痹为主。

方剂:拟上中下通用痛风方加减。

处方:黄柏 9 g,苍术 9 g,肥知母 15 g,豨莶草 15 g,羌活 15 g,独活 15 g,乌梢蛇 15 g,川牛膝 15 g,党参 30 g,薏苡仁 30 g,生草 6 g。

3. 肝肾虚痹

症状:全身多关节肿痛,腰膝酸软,筋脉拘急,病情时轻时重,迁延日久,舌质淡,舌苔薄,脉象弱。

治则：以补肝益肾、扶正通痹为主。

方剂：拟独活寄生汤（独活，桑寄生，秦艽，防风，细辛，熟地，白芍，当归，川芎，桂心，茯苓，白术，牛膝，人参，甘草）加减。

处方：桑寄生15 g，狗脊15 g，川断15 g，杜仲15 g，羌活15 g，独活15 g，熟地15 g，杞子15 g，川芎12 g，当归12 g，黄芪30 g，薏苡仁30 g，生甘草6 g。

在辨证论治基础上，临证加减：

如见关节肿甚者，加虎杖15 g、土茯苓15 g。

如关节痛甚者，加全蝎3 g、蜈蚣2条。

如关节畸形者，加白芥子10 g、穿山甲10 g。

如血沉快者，加生地30 g、丹皮15 g。

如肝气郁结者，加柴胡、枳壳、杭白芍等疏肝解郁。

因为类风湿性关节炎是一种以慢性对称性多关节炎症为主要表现的自身免疫性疾病，患者不仅在躯体上忍受病痛的折磨，而且还会对学习、工作和日常生活等带来不同程度的影响，故临床常伴有忧郁悲观、情绪低落等肝气郁结的症状。除药物治疗外，另一方面还应指导患者树立与疾病作长期斗争的信心。同时医生应争取患者家属的积极配合，在心灵上给患者抚爱，使其情绪稳定，减轻精神负担，从而有利于疾病的康复。

徐主任认为，类风湿性关节炎的病机以正虚邪侵、气滞血瘀、不通则痛为主。实验研究表明，本病患者的血液流变学各项指标均可出现异常，正常的血液循环功能也会受到影响。机体良好的血液循环有利于本病患者关节免疫复合物的清除，从而缓解病情，故改善类风湿性关节炎患者的血液循环功能是治疗本病的重要途径。

活血化瘀药物如丹参、灯盏花、红花、桃仁、川芎、姜黄、三棱、莪术、刘寄奴、乳香、没药、郁金、虎杖、鸡血藤、穿山甲、地鳖虫等，经现代药理研究发现，均有促进血液循环、改善血液流变学各项指标的功能。

急性期可在10%葡萄糖液中加入复方丹参、灯盏花、红花、川芎注射液等其中任一种静脉滴注，能较快缓解关节肿痛。

缓解期在辨证论治处方的基础上，加入上述若干味活血化瘀药，可减少本病的复发。

熏蒸疗法因有物理和药理的协同作用，可改善局部营养和全身机能，使机体腠理疏通、气血流畅,从而达到消肿止痛、祛风通络等目的,故徐主任主张对风寒湿痹、风湿热痹患者结合运用中药熏蒸疗法。但也强调,对于病程较久、行动困难、腰膝酸软等肝肾虚痹患者,因其身体虚弱,熏蒸出汗过多易致虚脱或腠理开泄而复感外邪,故不宜采用熏蒸疗法。

两个熏蒸处方:

1号熏蒸方:由忍冬藤、豨莶草、防己、威灵仙、紫花地丁等组成。

2号熏蒸方:由细辛、桂枝、羌活、独活、秦艽、花椒等组成。

类风湿性关节炎引起的关节功能活动障碍,可使患者日常生活起居发生困难,部分或全部丧失生活自理能力。徐主任指出,让患者恰当地进行关节功能锻炼,不仅有利于关节液的交换,清除关节腔中的代谢产物和炎性物质,缓解疼痛,还可改善关节的挛缩,增强关节周围肌肉的力量,防止肌肉萎缩,增强骨密度,使关节活动度加大,生活自理能力逐步提高。

急性期及关节有挛缩倾向时宜采取固定、牵引、摆动、震动等被动活动的形式。

缓解期可进行主动运动,尽量恢复各关节的正常生理功能,活动的时间和范围,可随病情好转逐渐加大。

樱桃预防关节炎

美国研究人员观察到,经常吃樱桃或饮用樱桃果汁,可预防关节炎和痛风。已患关节炎的病人食用樱桃,有助于患病关节的消肿,从而减轻疼痛。研究人员解释说,樱桃中含有的某些物质,在防治关节炎和痛风等炎症方面的效果胜过阿司匹林,每天吃20个樱桃,就能抑制关节炎和痛风引起的疼痛。

高永富等
注射与中药辨治类风

高永富、李汾太、李泽太、李会芬（河南省温县中医院，邮编：454850）、宋政昌等医师（山西省孝义市中医院，邮编：032300）应用中药辨证治疗类风湿性关节炎，急性期配合应用穿琥宁注射液静滴，临床疗效满意。

类风湿性关节炎多为先天不足，或正气虚弱，热毒之邪乘虚而入，流注经络关节，使气血运行不畅，热毒湿瘀互结是主要病机所在。临床在急性期多表现为关节红肿热痛、呼吸道感染、发热汗出、咽干、尿黄、便干等症状。故治疗应及早应用清热解毒药，可彻底清除外邪，防止转为慢性、引起免疫反应及全身血管炎症性病变。强调急性期治疗要以清热解毒、除湿止痛、通行血脉为原则，这是阻断病情发展的关键。临床应用中药辨证治疗类风湿性关节炎，配合穿琥宁注射液静滴，疗效满意，一般用药 2～3 个疗程（10 天为 1 个疗程），病情缓解后，停用穿琥宁注射液，继续中药辨证论治，在使用过程中未发现毒副作用。

中药辨证加减

如热毒甚者，选用：白花蛇舌草 20 g、山慈姑 20 g、虎杖 20 g、忍冬藤 30 g 等，以清热解毒。

如阴虚内热者，选用：知母 24 g、黄柏 10 g、玄参 30 g 等，以清热滋阴，泻火解毒。

如关节肿甚者，选用：土茯苓 15 g、防己 15 g、赤小豆 30 g、萆薢 20 g、薏苡仁 20 g、青风藤 30 g 等，以祛湿利关节，消肿止痛。

若关节痛甚者，选用血肉有情之品，如蜈蚣 2 条、全蝎 6 g 等，搜剔窜透，逐瘀止痛。

若关节变形者，加淫羊藿 30 g、鹿衔草 20 g 等，以补肾益精，强筋壮骨。

如病变在上肢者，加姜黄 15 g、桑枝 30 g 等。

如以下肢病变为主者,加川牛膝 30 g、木瓜 20 g、地龙 10 g 等。

如出汗多者,加桑叶 15 g、五味子 20 g 等。

如有血瘀者,加丹参 20 g、红花 10 g 等。

以上中药每天 1 剂,水煎,早、晚分服,10 天为 1 个疗程。

配合采用穿琥宁注射液 40 mg/支。穿琥宁注射液是从中药穿心莲叶中提取的有效成分,穿心莲内酯与琥珀酸酯反应所致的脱水穿心莲内酯-琥珀酸半酯单钾盐的水溶液,为纯中药制剂。现代研究表明该品具有明显的解热、抗炎、抗病毒、促进肾上腺皮质功能及镇静作用,可促进中性粒细胞、巨噬细胞的吞噬作用,提高血液中溶菌酶含量。按年龄大小酌情增减剂量,最大用量为 400 mg,加入 5% 葡萄糖溶液 250 ml 中,以 40~60 滴/分的速度静滴,每天 1 次,10 天为 1 个疗程。

选 30 例患者,均为住院病人,其中男 9 例,女 21 例;年龄最大 53 岁,最小 12 岁,平均 32.5 岁;病程最长 13 年,最短 6 个月,平均 6.8 年。

诊断依据根据国家中医药管理局 1995 年 1 月 1 日实施的《中医病证诊断疗效标准》。①初起多为小关节呈对称性疼痛肿胀,多发于指关节或背脊,晨僵,活动不利。②起病缓慢,反复迁延不愈,逐渐形体消瘦,常因感受风寒湿邪而反复发作。③病久受累关节呈梭形肿胀,压痛拒按,活动时疼痛。后期关节变形僵直,表面光滑,周围肌肉萎缩。少数病例有皮下结节。④实验室检查类风湿因子阳性,发作期血沉可增快。X 线摄片可见骨质疏松改变,或关节骨面侵蚀呈半脱位或脱位以及骨性强直、关节面融合等。

疗效标准以国家中医药管理局《中医病证诊断疗效标准》为准。临床治愈:全身症状改善,关节肿痛消失,肤色、肤温正常,握力增加,无晨僵,关节活动较灵活,化验血沉正常、类风湿因子滴度下降,CRP(-)者 8 例。有效:关节肿痛减轻,肤温正常,无晨僵,握力较差,关节活动不利,化验血沉偏快,类风湿因子(+),CRP(-)者 21 例。无效:经治疗 2 个疗程,关节肿痛无明显改善,临床及实验室检查无变化者 1 例。有效率为 97%。

【病案举例】

张某,女,23 岁。2001 年 6 月来诊,患者无明显诱因出现双腕、掌指关节肿痛,晨僵,发热,活动不利,在当地诊断为"类风湿性关节炎",给予消炎痛、萘普生、阿司匹林口服,静滴青霉素,经治疗不效。3 个月后双膝、踝、足趾关节均出现红肿热痛,且双腕及掌指关节变形，多方诊治效果欠佳。现症见：精神欠佳，双腕、掌指关节、膝、踝、足趾关节红肿热痛，有压痛，扪之灼热，不能握拳，握力差，口干，尿黄，便燥，舌质红，舌苔黄，脉象滑数。体温37.3 ℃，化验血沉(ESR)48 mm/h，RF(＋)，CRP(＋)。中医诊断：痹证(湿热毒型)。西医诊断：类风湿性关节炎。治宜清热解毒，通痹止痛。用5%葡萄糖溶液250 ml＋穿琥宁注射液400 ml静滴，50滴/分，每日1次。中药方用：忍冬藤30 g，玄参20 g，豨莶草30 g，当归10 g，防己15 g，萆薢15 g，苍术10 g，山慈姑20 g，虎杖15 g，赤小豆20 g，蜈蚣2条，白芍20 g，甘草10 g。水煎，每日1剂，分2次服。

二诊：经用上法治疗1个疗程，双腕、掌指关节、膝、踝、足趾关节肿痛减轻，握力增加，肤色、肤温基本正常，舌质淡红，舌苔薄白，脉象数，体温正常。停服中药，继用穿琥宁注射液静滴1个疗程。

三诊：关节肿痛、晨僵消失，活动如常，化验血沉(ESR)15 mm/h，RF(±)，CRP(—)。

随访10个月未复发。

风湿类风湿经典方一则

防风粥

【出处】《千金要方》。

【原料】防风15 g，葱白2根，粳米100 g。

【制法】取防风、葱白煎取药汁，去渣；留汁备用。用粳米煮粥，待粥将熟时加入药汁。煮成稀粥即可。

【服法】防风粥需趁热服用，并以少出汗为好。

【功效】祛风解表，散寒止痛。

【适应证】适用于身疼、风寒湿痹、骨节酸楚、肠鸣泄泻。防风粥为药力较弱的散寒药粥，对老幼体弱病人，均较适宜。若感受风寒较重时，还可加生姜3片同煮。

李永芳等

产后风湿痛 自拟
中药方与激光

李永芳、李凤秋等医师(山东省烟台市烟台山医院,邮编:264001)采用中药内服配合激光免疫疗法治疗产后风湿痛,取得了满意效果。

产后气血俱伤,元气受损,百节空虚,养护不当,极易引起风寒湿邪侵袭,导致气血瘀滞、筋脉失养而发生产后风湿痛。中药治疗宜以益气养血活血为主,佐以温经通络、祛风止痛。而激光疗法主要是通过激光点灼,使局部循环迅速改善,起到镇痛作用。且照射夹脊穴对于脏腑功能有很好的协调作用,可发挥有益的整体调节效应。

自拟产后风湿痛方药物组成:黄芪 30 g,羊藿叶 30 g,当归 10 g,川芎 10 g,青风藤 10 g,桑枝 10 g,桂枝 15 g,赤芍 15 g,白芍 15 g,熟地 15 g,鸡血藤 20 g。水煎服,每日 1 剂,早、晚分服,30 剂为 1 个疗程。

激光免疫疗法:用小功率激光照射肝俞、脾俞、肾俞相对应的夹脊穴(分别为第 9 胸椎夹脊穴、第 11 胸椎夹脊穴、第 2 腰椎夹脊穴),每穴照射 30 分钟,每日 1 次。

激光点灼法:在疼痛肿胀的关节局部压痛点用大功率激光极短时间点灼,要选择恰当的治疗参数输入电脑,否则影响疗效。隔日治疗 1 次,病程长者可适当延长治疗间隔时间(如每周 1～2 次),治疗后一般无须特殊处理。治疗 1 个月统计结果。

李永芳等选临床 37 例患者,年龄最小 24 岁,最大 38 岁;病程最短 2 个月,最长 7 年,平均 4 年。抗"O"异常(800～1 500 u)32 例,血沉异常(30～80 mm/h)28 例,类风湿因子阳性 20 例。主要症状表现为产后出现全身疼痛或局部关节酸痛,伴有变形。

疗效标准 痊愈:关节疼痛消失,功能恢复,血沉、抗"O"、类风湿因子基本恢复正常;无效:关节疼痛与功能无明显变化,血沉、抗"O"、类风湿因子均无变化或下降不明显。

治疗结果 痊愈9例,有效28例,无效0例,总有效率100%。随访1年,均无明显复发。

风湿类风湿民间验方一首

花椒辣椒汤

【出处】民间验方。

【原料】花椒30 g,大枣10枚,辣椒20个。

【制作】将上3味洗净,同放入锅中,加清水,用文火炖成汤。

【服法】每日1剂,分2次服。

【功效】祛风除寒,利湿止痛,增加体力,大补气血。

【适应证】用于风湿性关节炎。

【注意事项】凡是内有实火、大便秘结者勿服。

王玉平等

外用红外线加中药治风湿痛

王玉平 (陕西省汤峪疗养院，邮编：710516)、张长明等医师，用中药配合红外线治疗风湿痛，疗效满意。

针对风湿痛发病机制和特点，采用中医酒疗、红外线、针刺、艾灸综合治疗能够直接切入病机，针对性强。

酒疗方主要组成： 川乌、草乌、附子、细辛、羌活、独活、防风、伸筋草、透骨草、骨碎补、红花、三棱、莪术、乳香、没药等各 50 g。将上药浸泡于 75％乙醇液中，浸泡 1 周后，取出滤液将预置好适宜关节部位大小的纱布垫浸透置于关节处，然后用红外线灯200 W 照射局部，每次 30 分钟，1 天 1 次，7 天 1 个疗程，一般进行 2～3 个疗程。红外线可以促进局部血液循环，促进炎症因子的代谢。

方解： 川草乌、附子、细辛、羌独活、防风，散寒，祛风祛湿，蠲痹止痛；伸筋草、透骨草、骨碎补，补肾，强筋骨；红花、三棱、莪术、乳香、没药，活血化瘀，通络止痛。全方中药加酒精浸泡利于药质溢出，有助药物散寒化瘀的功能。

除上述疗法外，对主要关节周围阿是穴配合针刺及艾灸，增强人体正气，促进经脉气血的运行。

综上所述，共奏扶正祛邪，蠲痹止痛之效，故收到了满意的疗效。

选择 90 例住院病人，其中男性 36 例，女性 54 例；年龄最大 65 岁，最小 15 岁，平均40 岁；病程最长 35 年，最短 1 年，平均 18 年；发病部位以膝关节为主者 36 例，踝关节为主者 24 例，肩关节为主者 10 例，肘关节为主者 13 例，多关节病变者 7 例，关节肿胀者 22 例，关节功能有障碍者 12 例，疼痛者 90 例，血沉增快者 16 例，抗"O"阳性者 37例。临床均排除风湿热、类风湿、强直性脊柱炎、骨质增生等病。

疗效标准　临床治愈:临床症状、体征消失,实验室检查恢复正常;有效:临床症状、体征明显改善,实验室检查减轻或无变化;无效:临床症状、体征、实验室检查均无变化或病情恶化。

治疗结果　本组 90 例,临床治愈 54 例,有效 27 例,无效 9 例;总有效率 90%。

【病案举例】

刘某,男,49 岁,干部。四肢关节游走性疼痛 3 年,每遇受寒或天气变化时发作或加重,时有膝关节肿胀,严重时行走不便,时轻时重,有时应用消炎镇痛药无效。此次患病于 2000 年 3 月 6 日搬家时出汗浸湿衣服而受凉发病,除左膝关节肿胀外其他症状同上。查体:血沉 22 mm/h,抗"O"正常,左膝关节内侧肿胀(＋),左膝关节平台压痛(＋＋),右膝关节平台外缘压痛(＋),双肘、双踝关节周缘均有轻度压痛(＋),各关节功能活动均正常。采用中药酒疗方 1 剂,75% 乙醇浸泡 1 周,滤过药液去除药渣备用,将置备好的纱布垫在酒液中浸透后置于各疼痛关节上,然后逐一用红外线灯照射,1 个关节 1 次 15 分钟,1 天 1 次,并配合选用 1～2 个阿是穴针刺加艾灸。

二诊:1 个疗程后,左膝关节肿胀消退,其他关节疼痛明显减轻。

三诊:3 个疗程后,关节肿胀、疼痛消失,活动自如。

随访 1 年未见复发。

火针治疗风湿类风湿

(1)取穴:上肢取肩髎、肩贞、肩髃、臂臑、曲池、手三里、手五里等;下肢取髀关、风市、血海、内膝眼、犊鼻、鹤顶、阳陵泉、梁丘、解溪等。

(2)操作:用烧红的针具迅速刺入穴位 0.2～0.4 寸,速刺疾出,隔日 1 次,10 次为 1 个疗程。

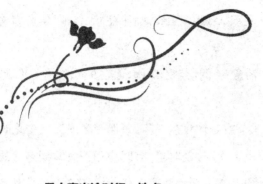

吴大真出诊时间、地点：

星期一 上午：北京博爱堂中医医院，83973609，83973610

　　　　下午：北京济众堂中医门诊部，64018167

星期二 上午：北京博爱堂中医门诊部，88514939，68412758

　　　　下午：北京恒安中医院，67301930，18911555080

星期六 全天：河北燕郊中美医院，0316-3318660

　　　　　010-58411135，58411137

邮箱：wudazhen888@163.com

博客：http://dazhenwu.sohu.com.cn

　　　　http://blog.sina.com.cn/wdz010